最後の日まで
笑って歩ける

ため息スクワット

順天堂大学医学部教授
小林弘幸

集英社

はじめに

継続は力なり。
という言葉の裏を返せば、継続できないことは力にならず意味がない、となります。そして残念ながら、人間というのは元来とても飽きっぽく、なかなかひとつのことを長く続けられるものではありません。

健康な生活、質の高い老後のために、きちんと運動を続けなければならないと誰もが頭では理解しているでしょう。にもかかわらず、なかなかできない理由は、ハードルが高すぎるからです。

高いお金を払って入会したジムに足を運び、着替えてマシンの前に座ったり、同好の仲間を集めてチームを組み、対戦相手を見つけてサッカーや野球をしたりなんていうことは、忙しい日々を送っている現代人にはとても難しく、並大抵のことでは続けられません。

そこで、私が出した結論は、ハードルが高い運動よりも、本当に気持ちよく負担がかからない運動＝スクワットを毎日継続するべきというものです。

長く継続できる運動はほかにもいろいろ考えられそうなのに、なぜスクワット？と疑問に思われる方もいるでしょう。

本書では、スクワットがいちばんおすすめできる理由、そしてスクワットと組み合わせることでより大きな効果を引き出せる呼吸法について、詳細に解説していきます。

みなさんがいまよりもっと健康的で素晴らしい日々を送るため、そして豊かで楽しい老後を築くために、本書が少しでもお役に立てるようであれば、とてもうれしく思います。

小林弘幸

目次

第2章 さぁ！ まずは朝起きたらカーテン開けて はあ〜っと3回 ため息スクワット（実践編）

73

第4章

自律神経の名医が自ら実践！ 小林弘幸式・最強の健康習慣15

装丁・本文デザイン／矢野知子
イラスト／カツヤマケイコ

制作・編集／佐藤誠二朗（ボノボプロダクション）
校正／加藤　優

編集／志沢直子（集英社）

漫画の登場人物紹介

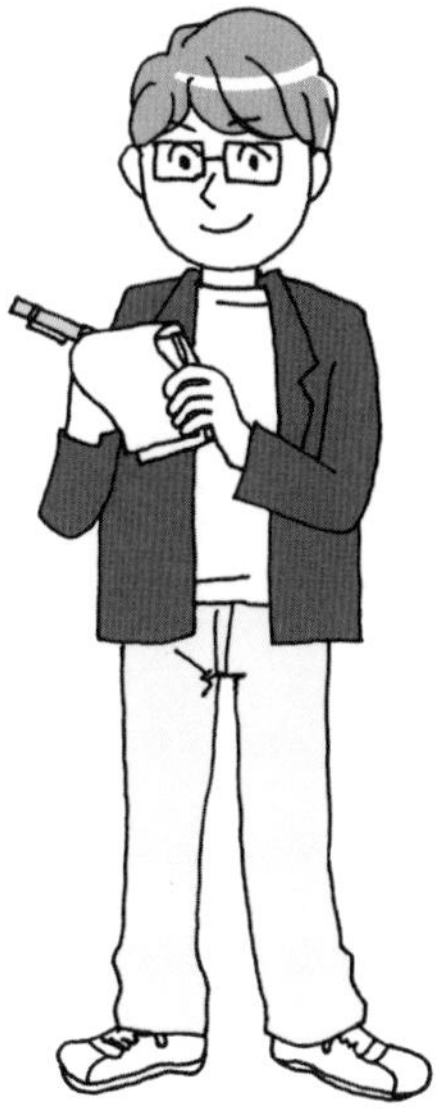

エディター・サトウさん

穏やかに着実に、幅広いジャンルをこなす頼もしいベテラン編集者。暴走しがちなSのストッパー役でもある

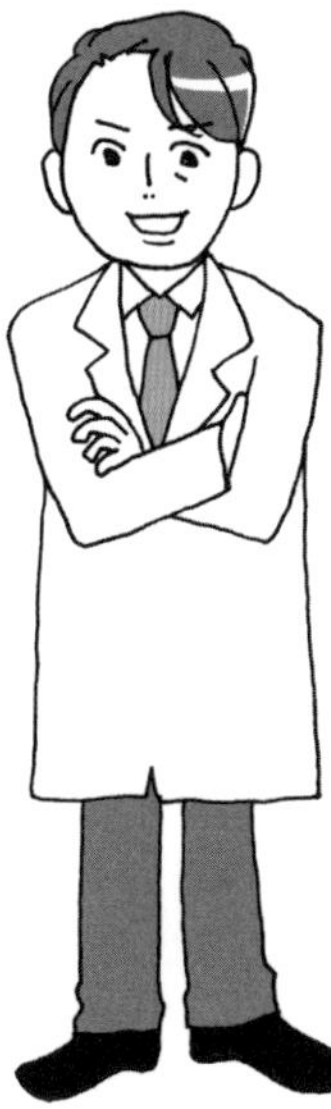

小林弘幸先生

自律神経研究の第一人者にしてスクワットブームの火付け役でもある名医。スポーツ選手やアスリートたちの健康管理にも携わっている

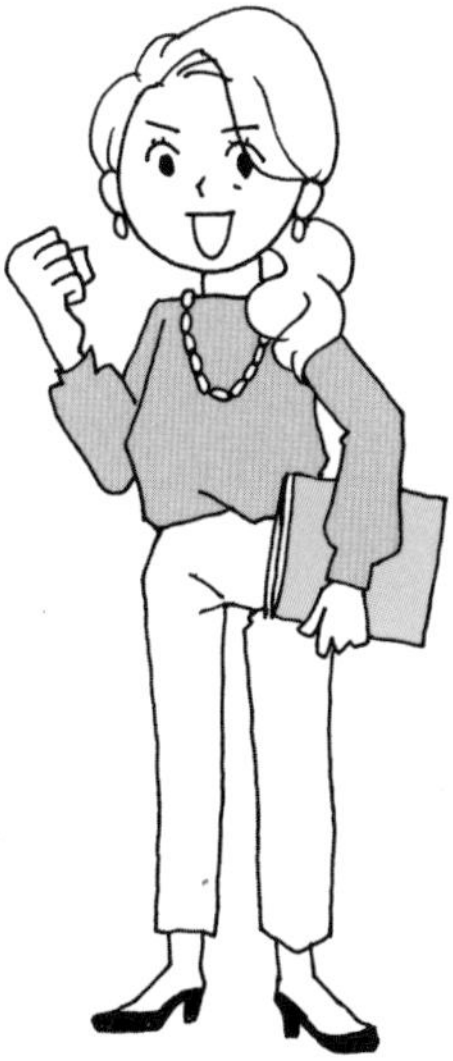

編集 S

根性には自信アリ！ の熱血書籍編集者。でも50歳を過ぎたあたりから肝心の体力のほうに翳りが見えはじめ…

序章

最後の日まで元気に歩いて笑って生きませんか？

平均寿命は世界一、
でも長寿大国・日本は
寝たきり大国？

日本人の平均寿命は、女性87・32歳、男性81・25歳で、過去最高に

厚生労働省の統計によると、平成30年（２０１８年）時点の日本人の平均寿命は**女性87・32歳、男性81・25歳**でした。

この統計が取られはじめた昭和22年（１９４７年）の女性53・96歳、男性50・06歳から年々、日本人の平均寿命は着実に延びていて、前述の最新の数値は前年の２０１７年よりも、男性で0・16年、女性で0・06年上回り、過去最高となっています。

医療の発達に伴う、がんや心臓病、脳疾患、肺炎などの病気による死亡リスクの減少が、平均寿命の延びにつながっているのです。

平均寿命の統計の取り方は国によって異なる部分もあるので、厳密な比較はできませんが、現状、日本人女性は第2位のスイス人女性の85・４歳を大幅に上回る断トツの１位。男性は81・４歳のスイス人男性に次ぐ世界第2位です（スイスはいずれも２０１７年の調査）。

つまり日本はいま、世界でもまれに見る、素晴らしい**長寿大国**だということに

なります。

２０２３年には日本人の過半数が50歳以上になる？

一方、みなさんよくご承知のように、日本人の出生率は年々下がっています。厚生労働省の人口動態統計によると、平成30年（２０１８年）に生まれた子供の数は91万８４００人で過去最低でした。出生数がもっとも多かった昭和24年（１９４９年）には、１年間で約２７０万人も生まれていましたから、なんといまはそのわずか３割強程度しか子供が生まれていないわけです。

のっけから数字の羅列で退屈な気分にさせてしまっていたら申し訳ありません。でも、現実は客観的に見つめるべきだと思います。

これらの数字から導かれるのは、これから先の日本は間違いなく、**高齢者だらけの国になる**という事実です。

具体的にいうと、今年、つまり２０２０年にはもう日本人女性の２人に１人が50歳以上になり、２０２３年か２０２４年には**全人口の過半数が50歳以上になる見積もり**なんです。

赤信号みんなで渡れば……ではないけれど、みんなで仲良く年寄りになるのであれば、それはそれでいいじゃないかと思うかもしれませんが、ことはそう単純ではありません。そもそも、年金や介護制度をはじめとする、わが国の老後に関わるシステムの多くは、人口比率の高い若い世代が少数の高齢者を支えるように設計されてきました。

その設計はもはや大きく崩れはじめています。

これから先の日本では、高齢者が若い世代を頼りにするわけにはいかず、なんとか自力で生きていく道を探らなければならないのです。

男性は約9年、女性は約12年、介護状態になる可能性が……

嫌な話はなるべく早く済ませておきましょう。もう少し、厳しい日本の現状についてお伝えしておきます。

最初に引用した厚生労働省の統計には、日本人の平均寿命とともに**健康寿命**の調査結果も記されています。健康寿命というのは、健康上の問題で日常生活が制限されることなく生活できる期間を指し、3年に一度算出され、直近の２０１６年の調査による平均は、**女性74.79歳、男性72.14歳**でした（当時の平均寿命は、女性87.14歳、男性80.98歳）。

平均寿命から健康寿命を引いた年数、つまり心身ともに自立し、健康的に生活するのが難しくなる期間が、日本人の場合は２０１６年の時点で、**女性が12.35年、男性が8.84年**にもなっているのです。これは、ざっくり言って平均7年程度である世界各国のそれを大きく上回る数字です。素晴らしい長寿大国である日本は、別の角度から見ると、恐ろしい**寝たきり予備軍大国**でもあるというわけです。

もっとも、平均寿命から健康寿命を引いた年数が、そっくりそのまま寝たきりになるとは限りません。でも、自分一人の力だけでは生きられず、他者からの介助が必要な年数がこんなにも長いというのは、実に由々しきことだと思いませんか？

日本人は平均寿命が長すぎるのか？
健康寿命が短すぎるのか？

「人生100年時代」という表現もずいぶん定着しました。

実際に平均寿命が１００歳に到達するのはまだずっと先のことでしょうが、現時点でも少なくとも日本人男女はともに80歳を超えているわけですから、老境に入ってからも人生はまだまだ続きます。

ただし、いくら長生きできるといっても、みなさんが望むのはただ生きているだけの人生ではないはず。

どこへ行くのにも何をするのにもモノを食べるのにも介助や支援を必要としたり、愛する人の顔さえもわからなくなるほど認知力が弱ってしまったり、寝たきりになってトイレさえ自分1人だけでは行けなくなったりするような状況は、誰もが避けたいと思っていることでしょう。

たとえ歳をとっても、好きなときに好きなところへ行けて、美味しいものをたくさん食べられて、**最後……最期の瞬間まで、元気に動けて笑って過ごせる人生が、誰にとっても理想**であり、幸福のはずです。

人間は80年も生きれば十分だと考える人もいるでしょうし、もっともっと長く生きたいという人もいるでしょうから、現在の日本人の平均寿命が長すぎるのか否かについて、一概に言うことはできません。

でも、間違いなく言えるのは、**これから先も平均寿命はもっと延びる**ということ。内閣府の推計によれば、さらなる医療の進歩などの影響で、45年後の令和47年（2065年）には、女性91・35歳、男性84・95歳まで延びると予測されています。

しかし平均寿命がどこまで延びるかということよりもずっと大事で、みなさんにしっかり意識していただきたいのは、**いかにして健康寿命を延ばすか、そちらです。**

いまの日本人の健康寿命は、短すぎると言わざるをえません。

健康寿命が平均寿命に限りなく近づいたときこそ、多くの人に幸せがもたらされると私は信じています。

足腰がダメになると人はダメになる

多くの人は、**足腰の弱さを実感したときに、初めて老いを自覚する**ようです。

足腰が主に関係するのは、立ったり座ったり歩いたり、という日常のごく基本的な動作。若く健康であれば、特に意識しなくても自然におこなっているものばかりです。

ところが、歳を重ねてきてだんだん足腰が弱ってくると、椅子から立つときにいちいち弾みをつけなくてはならなくなるでしょう。普通に道を歩いているだけなのにわずかな段差でつまずいたり、階段を下りているときに足がもつれて踏み外しそうになったりするでしょう。すぐに疲れてしまうので、歩くこと自体が億劫だと感じるようにもなります。これらはすべて足腰、つまり**下半身の筋力が落ちていることが原因**です。

　実は、**加齢による筋力の低下は**、**上半身よりも下半身が顕著**です。私たちの筋肉は20代をピークに徐々に減っていきますが、何も運動をしていない70歳の人の**大腿《だいたい》四《し》頭筋《とうきん》**（太もものほぼすべての筋肉）は、ピーク時の3分の1ほどになります。そのまま何もしなければ、いずれ一人では歩けなくなり、車椅子が必要になるのは明らかでしょう。もっとひどくなると立ち上がることすらできなくなり、寝たきりになってしまいます。

　つまり**足腰の衰えは**、**健康寿命の終わりに直結**しているのです。

私が大嫌いになってしまった運動を再開しようと思ったワケ

私自身もかつて、自分の老いを強く自覚していた時期がありました。

あれは50歳を過ぎたあたりのこと。無意識のうちに残りの人生を逆算し、「どうせ先は見えている」と無気力になっていた私は、時間の流れに身をまかせ、なんとなくやり過ごすように毎日を送っていました。重たいカバンを持って通勤し、職場に着くころには、もうぐったりしてしまうほど体力も気力も落ちていたのです。

しかし、ちょっと大きなケガをしたことをきっかけに、もう一度人生をアクティブに生きようというスイッチが入りました。残りの1日1日を楽しく過ごすためには、健康な体をしっかり取り戻さなければならない、と強く感じたのです。

そこからの私は、まずエスカレーターやエレベーターをやめ、必ず階段を使うようになりました。最初は2階に上がるだけで息切れするほどでしたが、続けるうちに徐々に体力を取り戻していきました。

そして本書でこれからご紹介するため息スクワットという健康法にたどりつくのです。

現代日本人（成人）の運動実施率は50数%！

スポーツ庁（文部科学省）がおこなっている世論調査によると、日本人の成人の運動・スポーツ実施率は、昭和57年度（１９８２年度）から平成６年度（１９９４年度）までは30%以下で推移していましたが、その後は徐々に上昇していき、平成29年度（２０１７年度）で初めて50%を超え51・５%に、平成30年度（２０１８年度）は55・１%となっています。

ウォーキングや階段昇降など、日常生活の中で無理なくできる運動についての意識が広がってきたことが要因で、これは非常に喜ばしい傾向です。

しかしいまだに約45%の人が、まったく運動をしていないという憂うべき現状でもあります。

私の周辺の人々の中でも運動をまったくしていない人に、その理由を問うと、もっとも多い答えは**「仕事（家事や育児）が忙しくて時間がないから」**。

そして、「歳をとったから」「体が弱いから」「運動・スポーツは好きではないから」「金がかかるから」「一緒にやる仲間がいないから」「場所や施設がないから」といった回答が続きます。

これらから導き出されるのは、運動・スポーツに取り組むことはハードルが高いと思い込んでいる人が実に多く、その先入観によって遠ざかっているということでしょう。

食事と運動、改善するのがラクなのは断然、食事

健康的な体を手にするために意識するべきことといえば、やはり食事と運動です。では食事の改善と運動の実施、どちらのほうが簡単に取り組めると思いますか？

それはもう、断然、**食事の改善のほうがラク**です。意外でしょう？

食事の改善が簡単な理由は、誰でも1日2～3回、必ず摂るものだからです。運

動で例えるなら、誰もがいつのまにか自ずとグラウンドやジムには行けているということ。つまり、毎日何かを食べるということだけでスタート地点にはたどりついているのですから、あとはどういう作戦で、どういうふうに試合を組み立てていくかを考えればいいだけです。

一方の運動は、まったくのとっかかりから自らの意志を持って始めなければならないもの。つまりグラウンドに立つまでがすでに大変――ハードルが高いわけです。ジムに入会しなければならない、準備をしてジムに通わなければならない、仲間と時間を合わせて集まらなければならない、車を運転して遠いゴルフ場まで行かなければならない……スタート地点が食事に比べてはるかに遠いのです。

だから私は、**運動のスタート地点を、いまあなたがいるその場所にしようと考えました。**それだけで、運動のハードルはグッと下がるというわけです。

なぜ運動は健康維持・改善のために必要なのか

それではそもそもなぜ、健康維持・改善のために運動が必要なのでしょうか？答えは、**運動は疲労回復につながる**からです。いま、多くの日本人は日常的に疲れを感じています。日本人の疲れの特徴は、人間関係や仕事のプレッシャーなどからくる精神的疲労、ぼんやりとした全身の倦怠感が中心です。

みなさんが背負っている慢性的な疲れ、モヤモヤとした倦怠感は、**慢性疲労症候群**とも呼ばれますが、その原因の多くは**自律神経の乱れ**、また、それによってもたらされる**血流の低下**によるものです。私は自律神経の専門家でもあるので、この自律神経という24時間稼働の生命維持システムが、健康維持・改善のためにいかに重要であるかをよく知っています。

自律神経のバランスが整えば、健康になりたい！　と意識しなくても、自ずと血流が良くなり、疲れは癒され、全身が軽やかになって、毎日の生活は幸せなものとなっていくはずなのです。

慢性疲労症候群は、生真面目な人が多い日本人に特有の症状といえますが、どこが疲れているのか本人でも具体的にはよくわからないモヤモヤとしたこのしんどさには、実は**軽い運動と深い呼吸がいちばんの特効薬**になります。

わざわざ〝軽い〟〝深い〟と書いているのには大きな意味があるので、よく覚えておいてくださいね。後ほどきちんと説明します。

誰でも老化する３大元気の素――筋力・血流・自律神経

さて、人間の元気には、**筋力、血流、自律神経**、この３つが深く関わっているとお話ししてきました。ところが悲しいことに、加齢はその３大要素の働きもしっかりと老化させます。

歳をとると誰でも筋力は低下し、自律神経のバランスが乱れやすくなり、血流が悪くなってしまうのです。

こうした筋力・血流・自律神経の老化を無抵抗で受け入れてしまったらどうなるでしょう？　疲れやすくなったり病気になりやすくなったりして、人生の質は大きく低下します。

ならば、どうすればいいか。

答えは単純明快。原因の逆張りです。

筋力をつけ、自律神経のバランスを整え、血流を改善すればいいのです。

そうすれば、私たちは寿命がくるまで笑顔で歩けるはず。すなわち、健康寿命を延ばすことができるのです。

そのために役立つこともまた、**深い呼吸を伴った軽い運動**なのです。

日本からエスカレーターとエレベーターがなくなれば間違いなく健康寿命は延びる

私は、現代人の寝たきり年数を延ばしている要因のひとつが、エスカレーターとエレベーターだと思っています。歳をとって筋力が弱ってくると、誰もが階段の上り下りを辛いと感じるようになり、ついついこの文明の利器に頼りがちになります。

しかし、それこそがさらなる筋力の低下を招いてしまうのは自明の理です。

昔の人と比べて現代人は、あまりにも体を動かさなくなっています。だからといって私は、続けにくい・ケガのおそれがあるといった理由から、激しい運動はおすすめしないのですが、日常生活の中でせっかく準備されている軽い運動の場を、みすみす逃してしまうのは本当にもったいないと思っています。

私がかつて、ケガをしたあとにもう一度健康な体を取り戻そうと考え、エスカレーターやエレベーターを使うのをやめたことはすでに話しました。いまでも7階までだったら必ず階段を使います。この本では、これから具体的にスクワットをおすすめしていきますが、それ以前にぜひ、**エスカレーターやエレベーターの利用をやめてみてください**。

スクワットの習慣とセットにすれば、間違いなく健康寿命を延ばすことにつながります。体が不自由で階段の上り下りが難しい場合など以外、すべての人に心がけていただきたいと思うほど、簡単で効果的な運動です。

ハードな運動は続かないし、ケガのもと
運動はノルマではなく習慣にするもの

この本を手にしている方たちはきっと、自身の健康に対して真剣に向き合っている意識の高い人でしょうから、「私はランニングを週３回５km、10年以上続けていますよ」というケースもあると思います。私の見た限りでは、ストイックに運動を続けられる人は女性が多いようです。

でも人間は、誰しも思いがけず体調を崩すことがあります。10年間、ランニングをしていた人が、腰を痛めて３カ月走れなかったとしましょう。体はあっという間に別人のようになってしまうはずです。

男性の場合は、普段は何もしていないのに、週に一度だけ激しい筋トレをしたり、フットサルでクタクタになるまで走り続けたりする方がいます。そしてあるとき、大きなケガを負ったり、心臓や肺に負担を感じたりしてパタリとやめてしまうパターンが多い。

そんな方々をたくさん見てきた私が、**究極の健康法として提案するのが、ため**

息スクワットなのです。

スクワットはいつでもどこでもどなたにでも簡単にできて、継続しやすい運動。いまその場で立ち上がれば、すぐに始められます。そして自律神経を整える、はあ～っと深いため息のような呼吸に合わせておこなうことで、さらに高い効果を期待できるでしょう。

駅のホームでも、信号待ちをしている路上でも、お湯が沸くのを待っているキッチンでも、リビングでテレビを観ながらでも、トイレでも……。そのうえ、きちんとした効果ももたらすのですから、**文句のつけどころのない運動**なんです。

一生歩ける足腰を手に入れれば、笑顔は自然についてくる

〝健康〟という単語からイメージすることは、人によって様々でしょう。実際、健康とは何を指すのか、はっきり言い切れる人などいないと思います。

医者にかかるような病気がない状態をそうだというなら、多くの人はまだ自分は

健康体だと思うかもしれません。

でも、体に力がみなぎっていた10代後半〜20代のころの自分が健康だとすれば、40〜50代以降のほとんどの人は不健康ということになってしまうでしょう。

そして、人間関係や仕事を含め何ひとつ心配事がなく、精神的な疲労がまったくない状態が健康だというなら、この世には誰一人、健康な人間などいなくなってしまうのではないでしょうか。

健康とは何か、を考えすぎるのは不毛です。

でも逆に、自分にとっての健康の定義を持っていれば、それを目標として生きていくことができます。

私がこの本を読んでくださっているみなさんに、健康の定義として提案したいのは、**「最後まで誰の力も借りずに自分で歩けて、自力で生活できること」**。

それさえ実現できれば、笑顔は自然についてくるものだと思っています。

繰り返しになりますが、そのために何よりも重要なのは、まず足腰をしっかりさせること。

毎日の少しのため息スクワットは、そのための**大きなサポート**になるはずです。

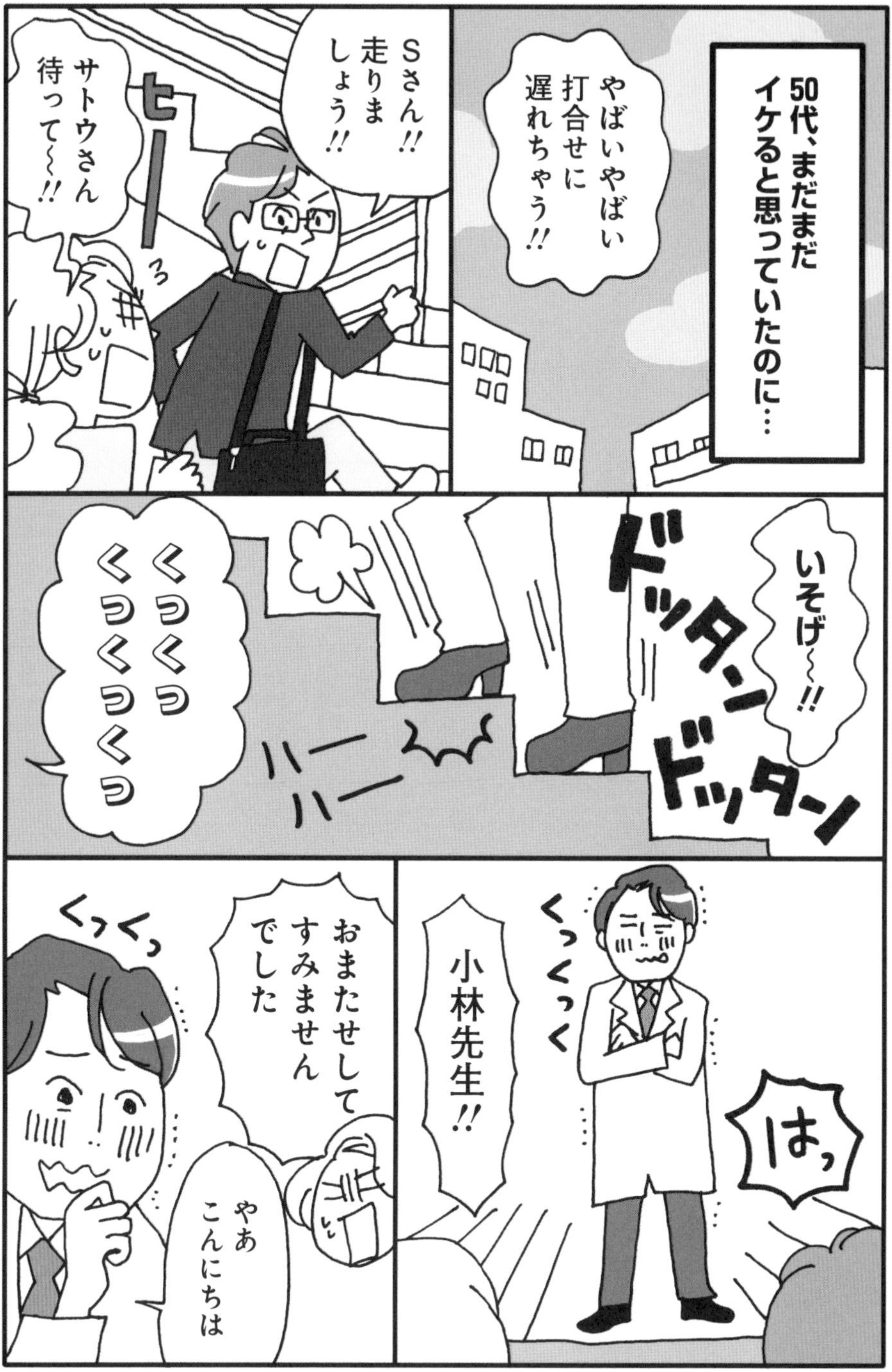
50代、まだまだイケると思っていたのに…
やばいやばい打合せに遅れちゃう!!
Sさん!!走りましょう!!
ヒー
サトウさん待って〜!!
いそげ〜!!
ドッターン
ドッターン
くっくっくっくっくっくっくっ
ハーハー
くっくっく
小林先生!!
はっ
くっくっ
おまたせしてすみませんでした
やぁこんにちは

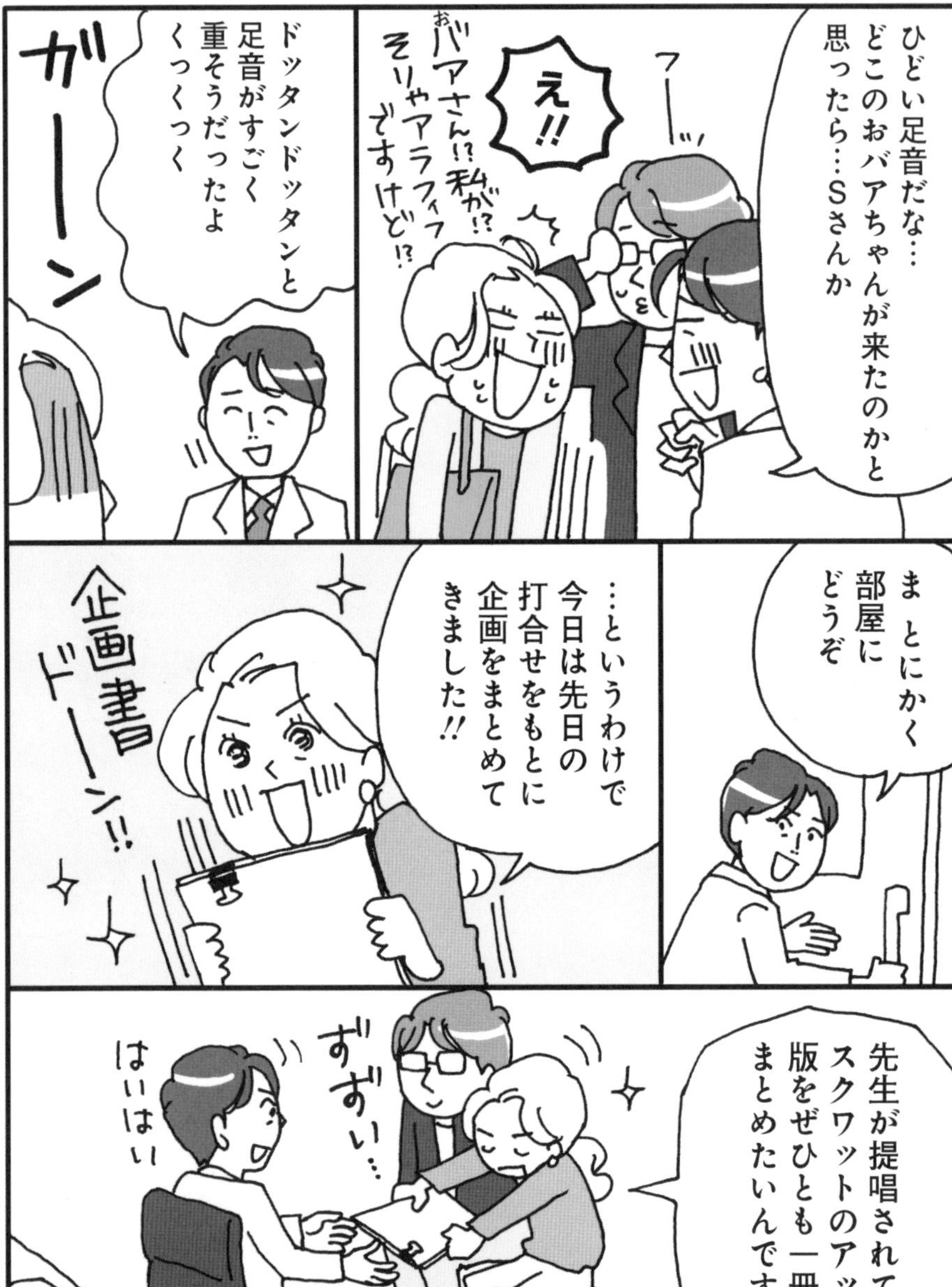
ひどい足音だな…
どこのおバアちゃんが来たのかと
思ったら…Sさんか
フー
え!!
おバアさん!?私が!?
そりゃアラフィフですけど!?
ドッタンドッタンと
足音がすごく
重そうだったよ
くっくっく
ガーン
ま とにかく
部屋に
どうぞ
…というわけで
今日は先日の
打合せをもとに
企画をまとめて
きました!!
企画書ドーン!!
先生が提唱されている
スクワットのアップデート
版をぜひとも一冊に
まとめたいんです!!
ずずい…
はいはい

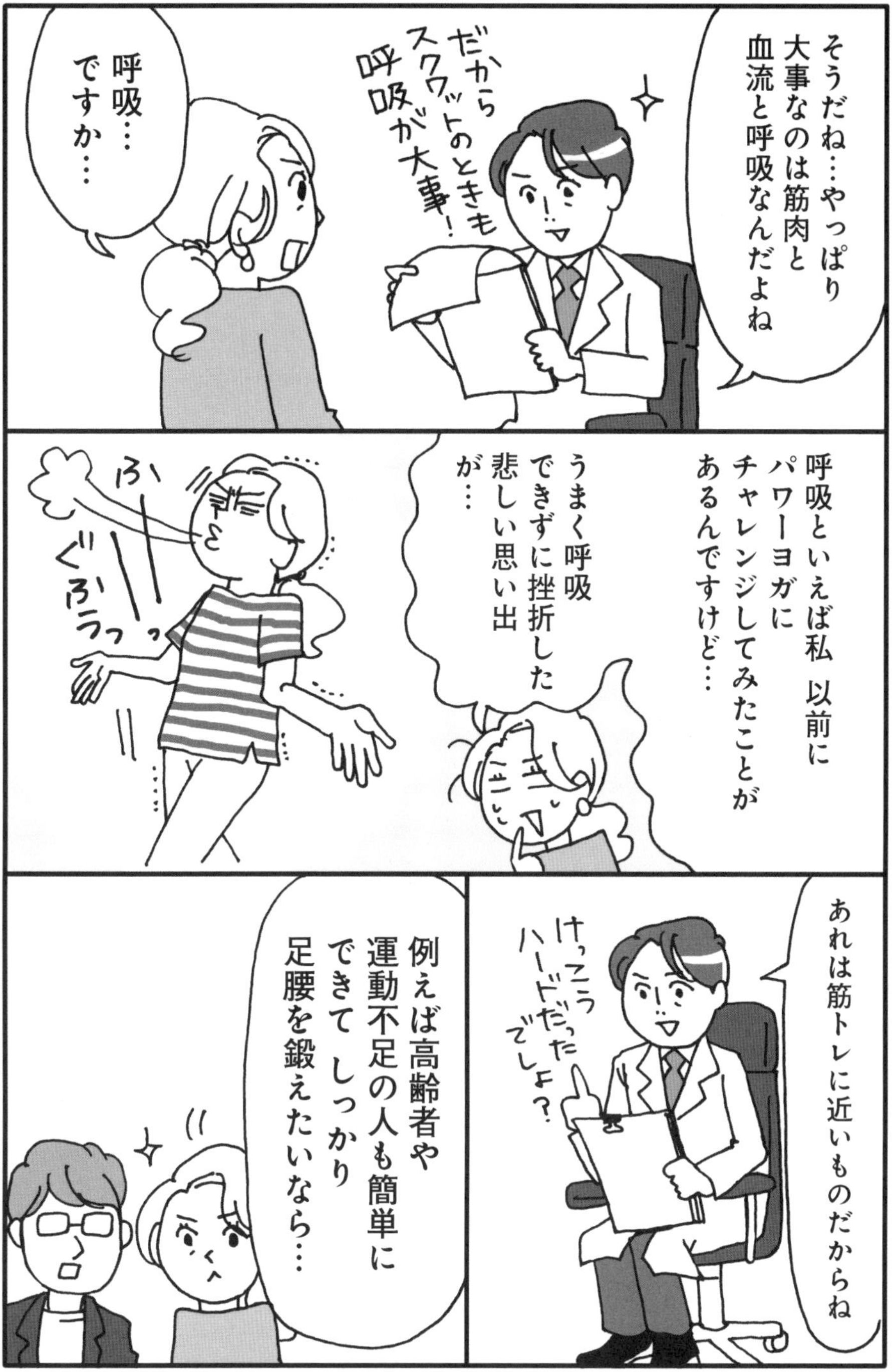
そうだね…やっぱり大事なのは筋肉と血流と呼吸なんだよね
だからスクワットのときも呼吸が大事！
呼吸…ですか…
呼吸といえば私 以前にパワーヨガにチャレンジしてみたことがあるんですけど…
うまく呼吸できずに挫折した悲しい思い出が…
ふ
ぐふらっっ
あれは筋トレに近いものだからね
けっこうハードだったでしょ？
例えば高齢者や運動不足の人も簡単にできて しっかり足腰を鍛えたいなら…

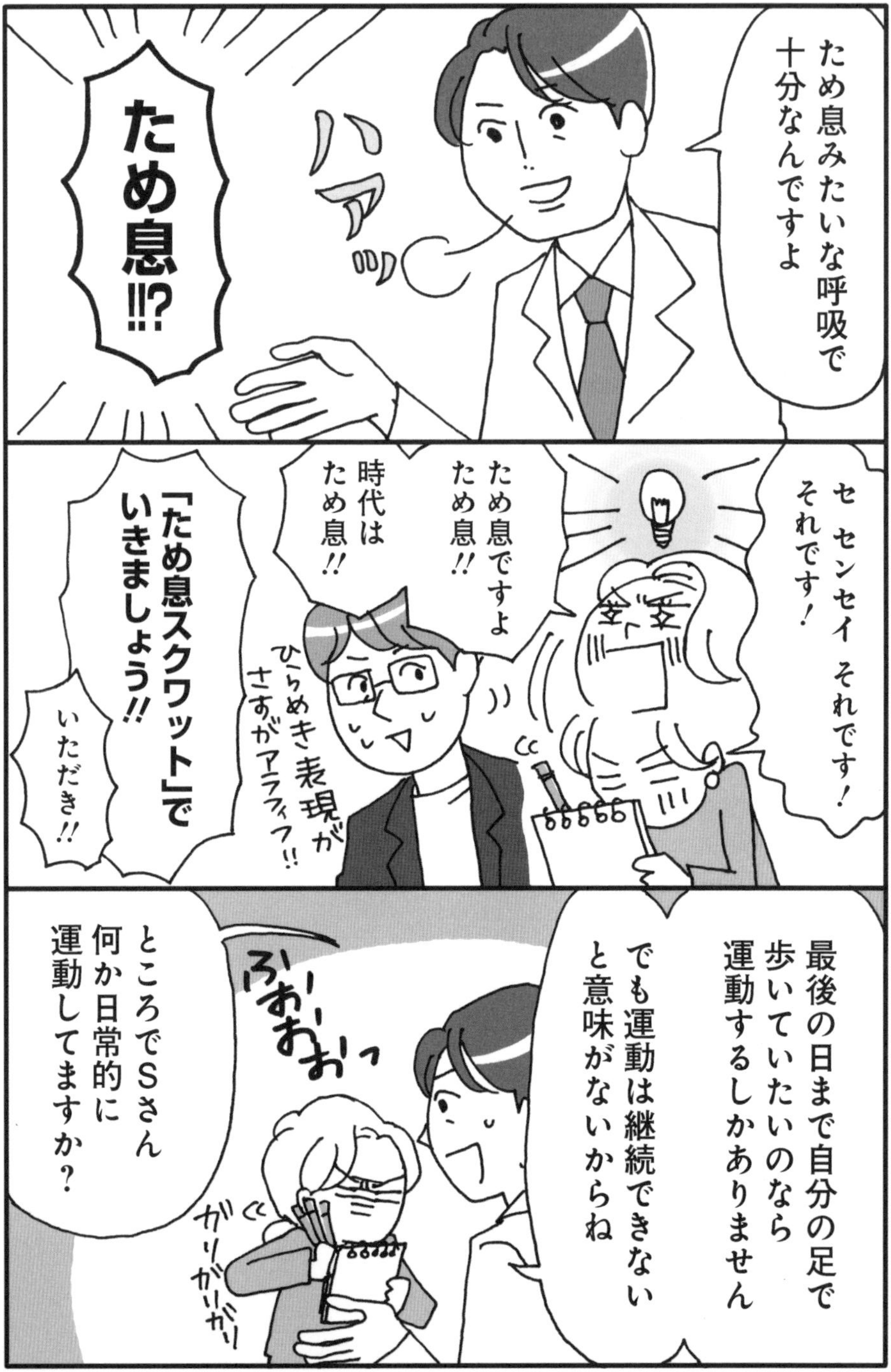
ため息みたいな呼吸で
十分なんですよ
ハァッ
ため息!!?
セ センセイ それです それです!
ため息ですよ ため息!!
時代は ため息!!
ひらめき表現が
さすがアラフィフ!!
「ため息スクワット」で いきましょう!!
いただき!!
最後の日まで自分の足で
歩いていたいのなら
運動するしかありません
でも運動は継続できない
と意味がないからね
ふおおおっ
ガリガリガリ
ところでSさん
何か日常的に
運動してますか?

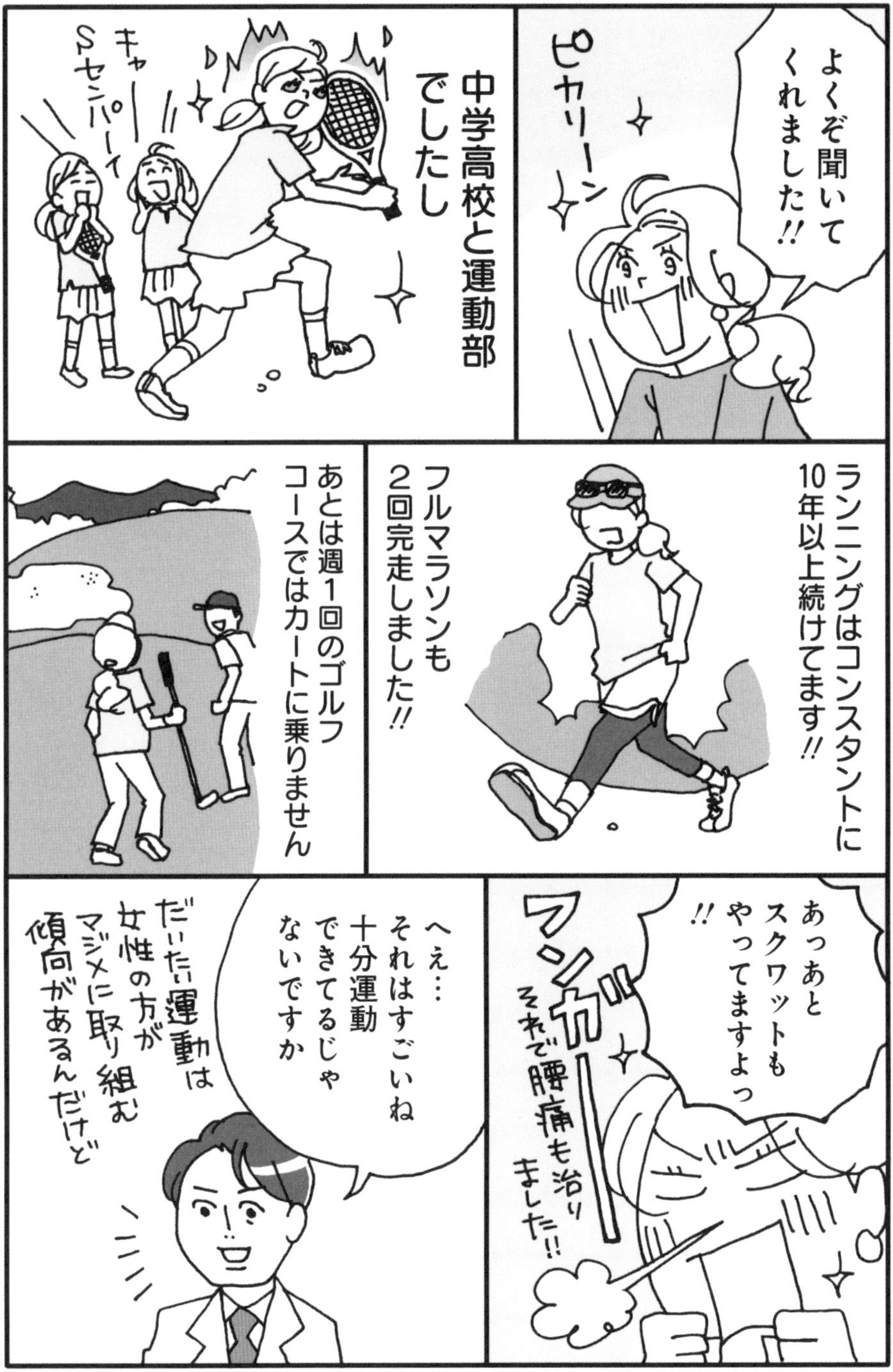
よくぞ聞いてくれました!!
ピカリーン
中学高校と運動部でしたし
キャーSセンパーイ
ランニングはコンスタントに10年以上続けてます!!
フルマラソンも2回完走しました!!
あとは週1回のゴルフコースではカートに乗りません
あっあとスクワットもやってますよっ!!
フンガー
それで腰痛も治りました!!
へぇ…それはすごいね十分運動できてるじゃないですか
だいたい運動は女性の方がマジメに取り組む傾向があるんだけど

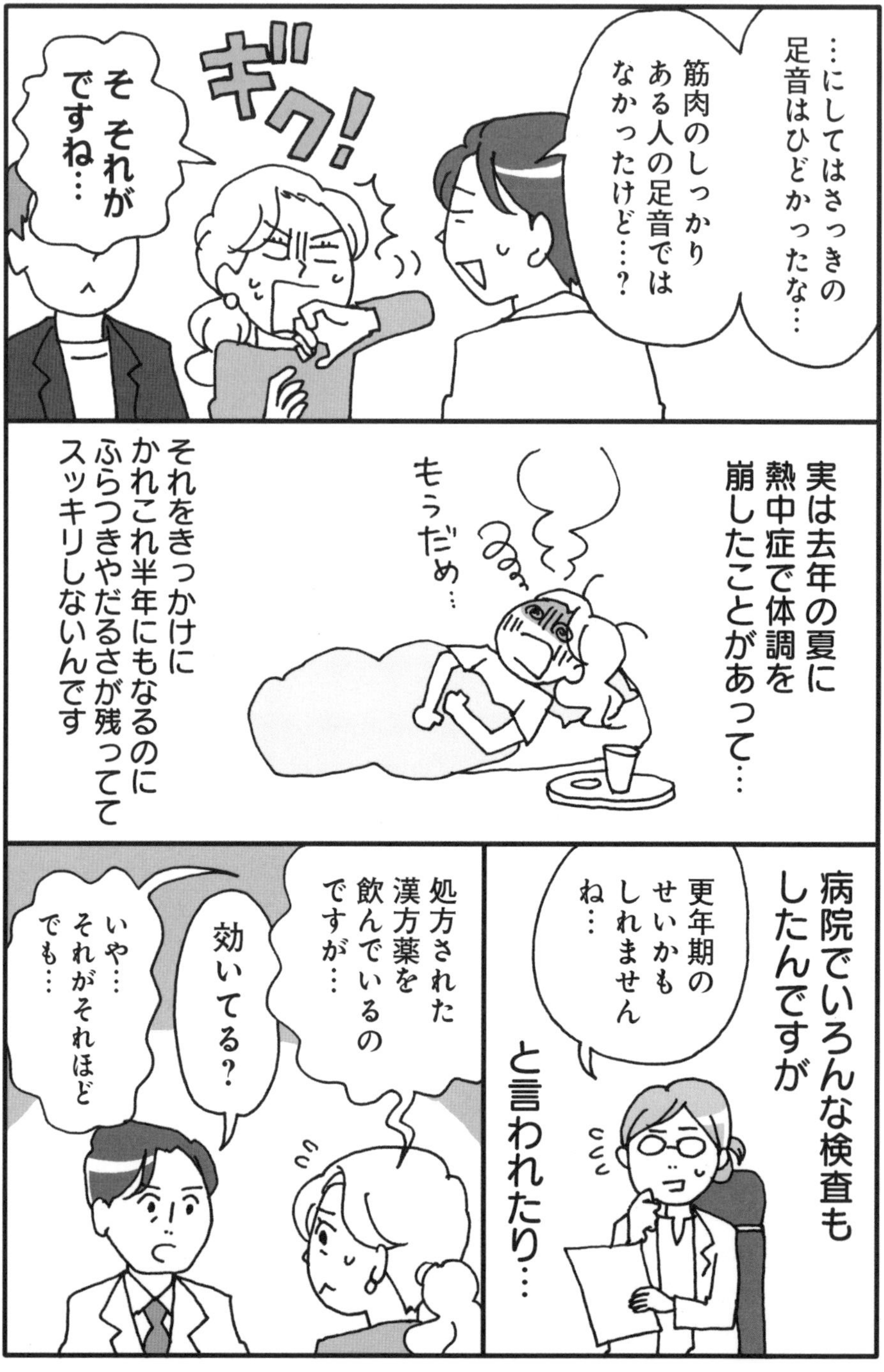
…にしてはさっきの足音はひどかったな…

筋肉のしっかりある人の足音ではなかったけど…？

ギク！

そ それがですね…

実は去年の夏に熱中症で体調を崩したことがあって…

もうだめ…

それをきっかけにかれこれ半年にもなるのにふらつきやだるさが残っててスッキリしないんです
病院でいろんな検査もしたんですが
更年期のせいかもしれませんね…

と言われたり…

処方された漢方薬を飲んでいるのですが…

効いてる？

いや…それがそれほどでも…

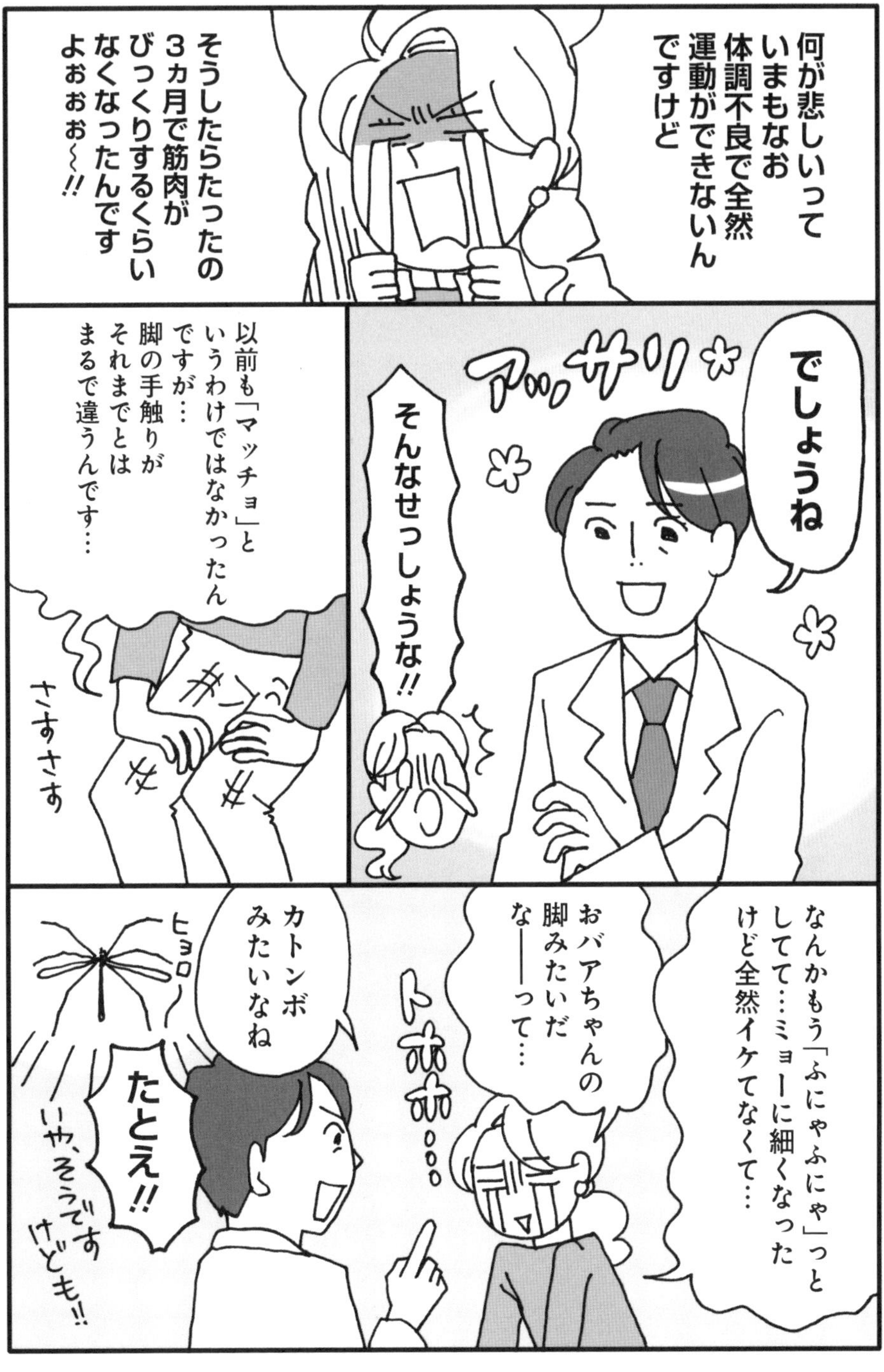
何が悲しいって
いまもなお
体調不良で全然
運動ができないん
ですけど
そうしたらたったの
3カ月で筋肉が
びっくりするくらい
なくなったんです
よぉぉぉ〜!!
でしょうね
アッサリ
そんなせっしょうな!!
以前も「マッチョ」と
いうわけではなかったん
ですが…
脚の手触りが
それまでとは
まるで違うんです…
さすさす
なんかもう「ふにゃふにゃ」っと
してて…ミョーに細くなった
けど全然イケてなくて…
おバアちゃんの
脚みたいだ
な——って…
トホホ…
カトンボ
みたいなね
ヒョロ
たとえ!!
いや、そうです
けども!!

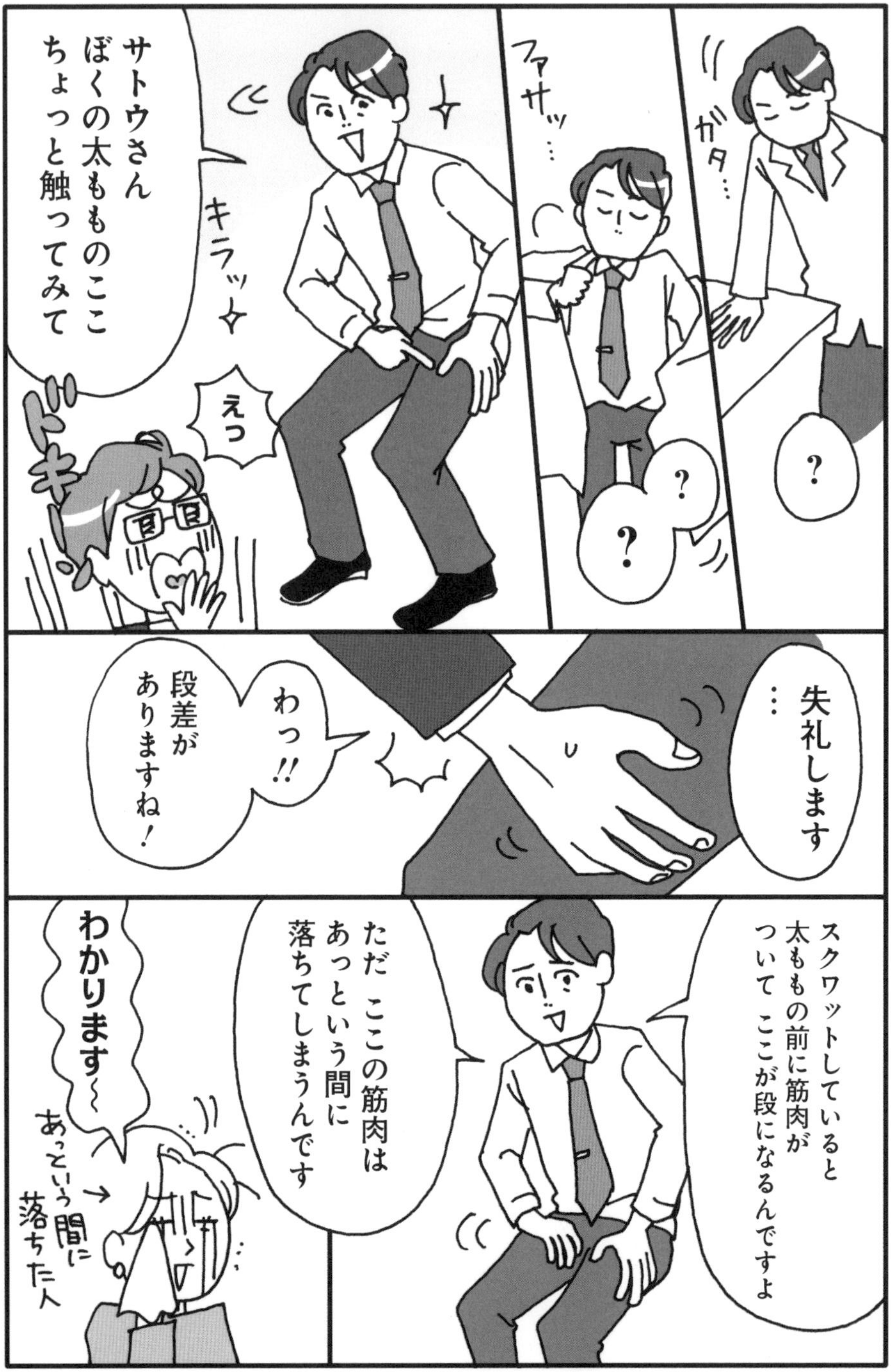
ガタ…
?
ファサッ…
?
?
サトウさん
ぼくの太もものここ
ちょっと触ってみて
キラッ
えっ
ドキ
失礼します…
わっ!!
段差がありますね!
スクワットしていると
太ももの前に筋肉が
ついて ここが段になるんですよ
ただ ここの筋肉は
あっという間に
落ちてしまうんです
わかります〜
あっという間に落ちた人

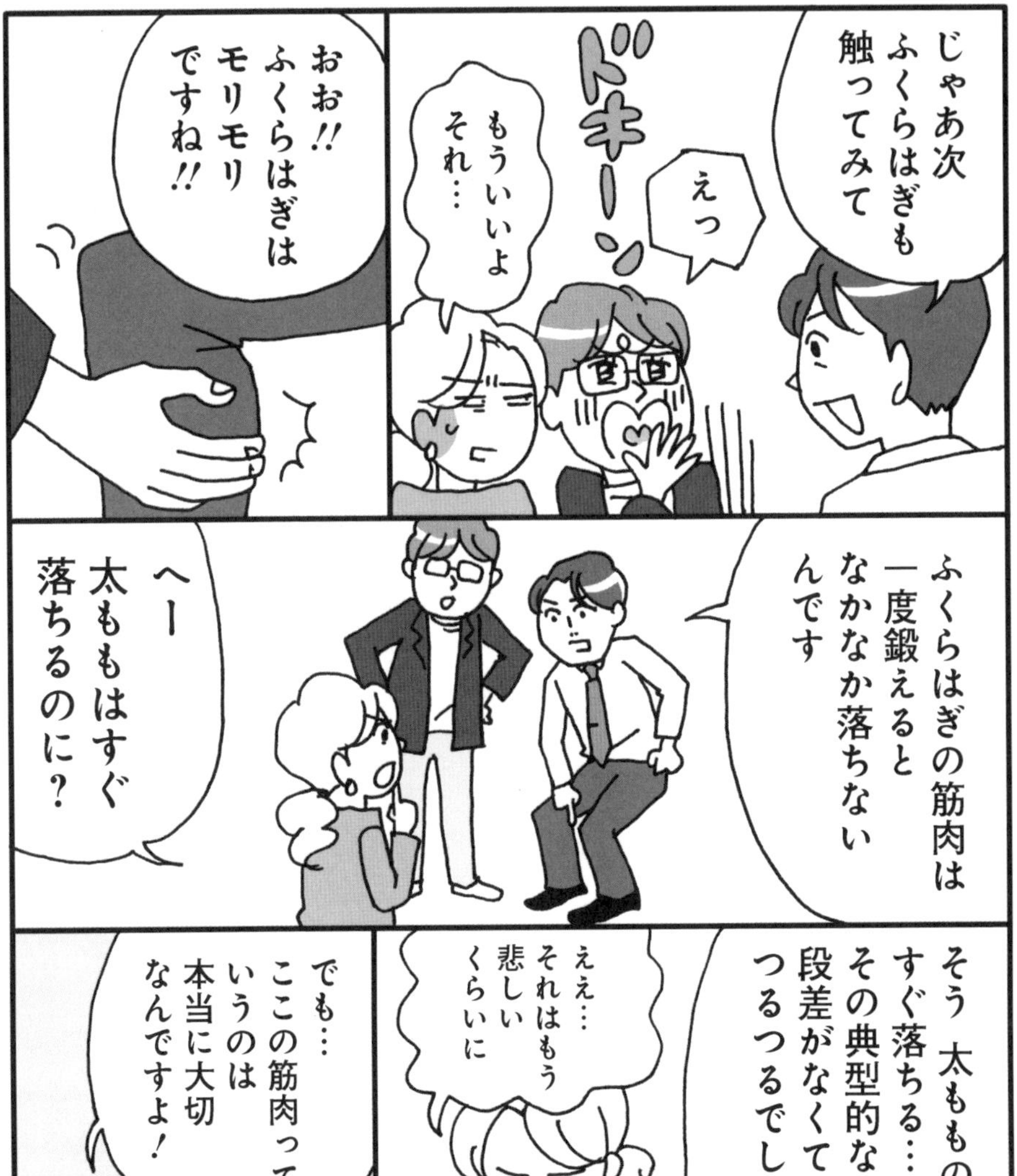

じゃあ次
ふくらはぎも
触ってみて
えっ
ドキーン
もういいよ
それ…
おお!!
ふくらはぎは
モリモリ
ですね!!
ふくらはぎの筋肉は
一度鍛えると
なかなか落ちない
んです
へー
太ももはすぐ
落ちるのに？
そう 太ももの筋肉は
すぐ落ちる…Sさんは
その典型的なケースだね
段差がなくて
つるつるでしょ？
ええ…
それはもう
悲しい
くらいに
でも…
ここの筋肉って
いうのは
本当に大切
なんですよ！

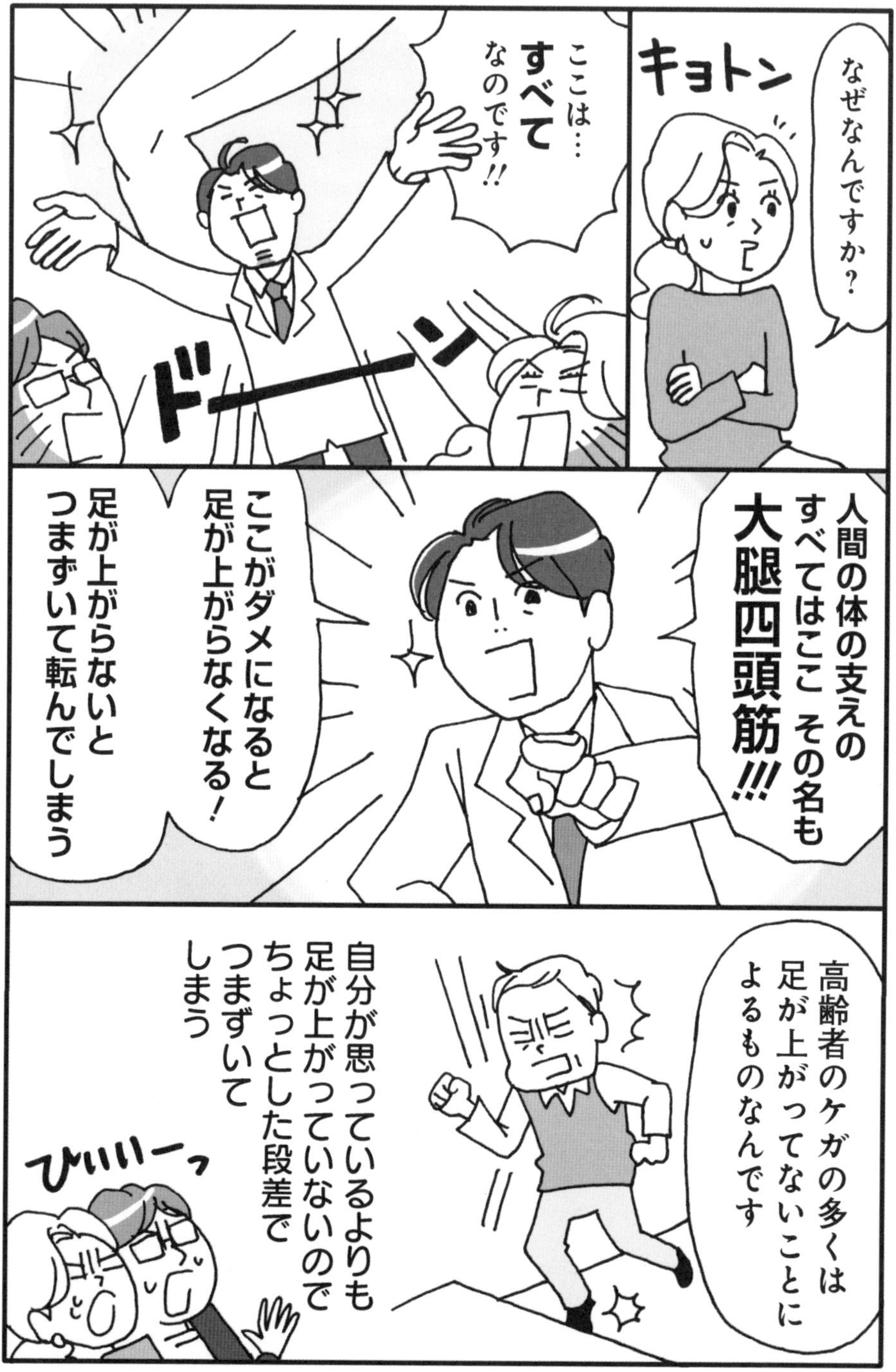
なぜなんですか？
キョトン
ここは…
すべて
なのです!!
ドーーーン
人間の体の支えの
すべてはここ　その名も
大腿四頭筋!!!
ここがダメになると
足が上がらなくなる！
足が上がらないと
つまずいて転んでしまう
高齢者のケガの多くは
足が上がってないことに
よるものなんです
自分が思っているよりも
足が上がっていないので
ちょっとした段差で
つまずいて
しまう
ぴいいーっ

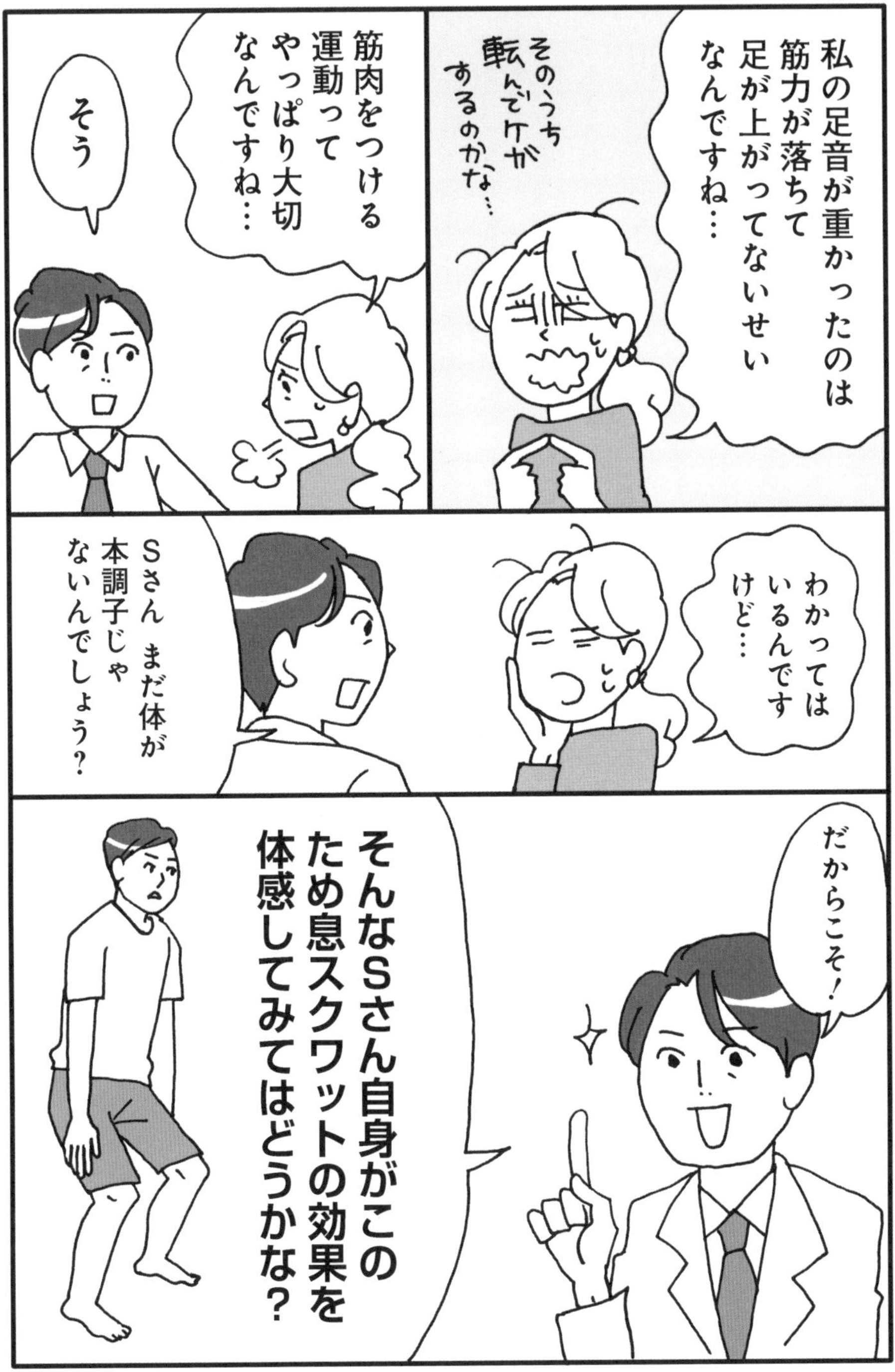

私の足音が重かったのは筋力が落ちて足が上がってないせいなんですね…
そのうち転んでケガするのかな…
筋肉をつける運動ってやっぱり大切なんですね…
そう
わかってはいるんですけど…
Sさん まだ体が本調子じゃないんでしょう？
だからこそ！
そんなSさん自身がこのため息スクワットの効果を体感してみてはどうかな？

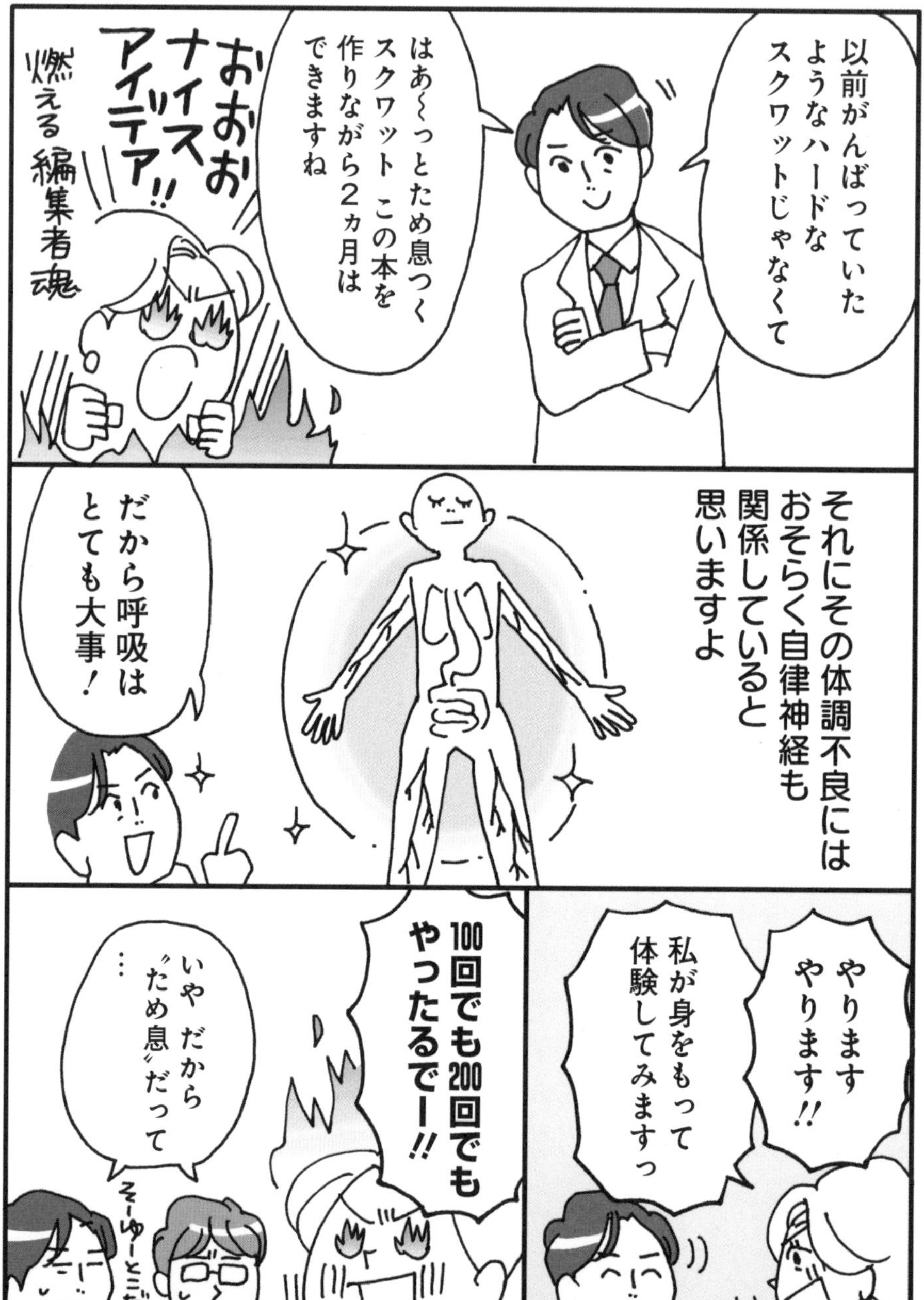
以前がんばっていたようなハードなスクワットじゃなくて
はあ〜っとため息つくスクワット この本を作りながら2ヵ月はできますね
おおおナイスアイデア!!
燃える編集者魂
それにその体調不良にはおそらく自律神経も関係していると思いますよ
だから呼吸はとても大事!
やりますやります!!
私が身をもって体験してみますっ
100回でも200回でもやったるでー!!
いや だから〝ため息〟だって…
そーゆーとこだぞ

第1章

だから
やってみよう。
「ため息
スクワット」

呼吸と運動と腸への
アプローチがいっぺんに叶う
一石三鳥スクワット

なぜ最後の日まで笑って歩くための運動がため息スクワットなのか

人は誰でも、いつかは死んでしまいます。これぱかりは抗いようがありません。死に対してはまったく無力な私たちですが、心がけしだいで変えられるのが、**人生のゴールにたどりつく瞬間、最後の日までの生き方**です。

最後の日まで楽しく笑って暮らしたい……そのためには、**足腰がしっかりしていて、自力で立って歩けるか**どうかということが何よりも重要です。

寝たきりにならなければ、好きなときに好きな場所に行けます。体が思いどおりに動けば、歳をとっても好きな趣味に打ち込み、旅行に行って美しい景色を眺め、愛する家族と美味しい食事を楽しむこともできるでしょう。

この本を読んでいるのは、加齢によって体に多少ガタはきているけど、ふだんの生活にはまださほど不自由はないという人が大半なのではないかと思います。これから先もずっと元気でいるために何かしなければと感じつつも、先延ばししてしまっている人も多いことでしょう。

でも焦る必要はありません。何かやらなければと、**急に激しい運動をやるのがもっともまずい**のです。激しい運動は、体にとって大きな負担となります。逆に体を痛めてしまうこともありますし、大きな**ケガも心配**です。ケガや転倒がきっかけでそのまま寝たきり一直線という最悪の事態も想定しなければなりません。

そして、私が何より激しい運動をおすすめしない最大の理由は、**始めることが難しく、それを続けることはもっと難しいから**です。

最後の日まで笑って生きるため、自力で立って歩ける足腰を手に入れるために必要なのは、そんなに激しい運動ではありません。

いまこの瞬間、すぐにできる運動。

そしていつまでも継続できる運動。

それが**ため息スクワット**なのです。

スクワットは　やはり最強の健康法

私は、スクワットこそが最強の健康法だと信じてやみません。

ゆっくりと膝を曲げ伸ばしするスクワットの動作をすることによって、もっとも直接的に動き、鍛えられる筋肉は**太もも＝大腿四頭筋**です。

でも、太ももの筋肉は何もしないとすぐに落ちてしまうものです。

私は大学6年生のとき、ラグビーで大きなケガを負い、ＩＣＵに1週間入院するという事態になりました。若かったですし、ガンガンにトレーニングをしていたので脚の筋肉は隆々だったのですが、わずか1週間の寝たきり生活で骨と皮だけのような状態になり、立つこともできなくなってしまいました。そして、その後まともに歩けるようになるまでには、3年もの月日を要したのです。

体の軸をつくり、**体重を支える人体の要は大腿四頭筋。ここがダメになったら、人間アウト**なのだということ、そして動かさないでいると、この大事な筋肉はあっという間になくなってしまうということを、私は身をもって体験したのです。

太ももに十分な筋肉がついていれば、楽に立ったり座ったりでき、歩くことも苦にはならないでしょう。歩く際にきちんと足を上げることができるので、ちょっとした段差につまずくという、高齢者にありがちな危険も回避できます。そして何より、この**筋肉の収縮によるポンプ機能の働きで血の巡りが良くなり、全身の健康状態までもが良くなる**わけです。

そもそも血流を良くするためには自律神経のバランスを整えることが重要です。後ほど詳しく説明しますが、自律神経というのは**交感神経**と**副交感神経**の二系統で形成されていて、バランスを整える＝副交感神経を高めることであり、その最大のポイントが**深い呼吸**なのです。呼吸と副交感神経はリンクしているので、深く呼吸をすれば自律神経が整って血流が良くなるわけですが、逆もまた真なり。筋肉の収縮のポンプ機能で血流が良くなれば副交感神経が高まって自律神経のバランスが整い、自ずと呼吸も深まるというわけです。

このように人間の体は勝手に動く臓器の寄せ集めではなく、**すべてが連動して作用**しています。どこかのスイッチを押してやれば、すべてがうまい具合に回り出すものです。その重要なスイッチのひとつが、**深い呼吸を伴うスクワット**、すなわち**「ため息スクワット」**というわけです。

はあ〜っと深く吐く息が血流をアップさせる

呼吸は誰もが生まれた瞬間からずっと休まず、24時間やっていることなので、普段の生活の中で意識している人はあまりいないと思います。

スクワットをしながらため息をついてほしい理由はここです。普通は無意識でおこなっている呼吸にあえて意識の照準を合わせ、**ゆっくりと深くため息をつくことで、自ずと自律神経のバランスが整っていく**からです。

私の研究室にある末梢血管の血流測定機で調べてみると、呼吸を止めたとたんに血の流れが悪くなることがわかります。あっという間に血の気が引き、ついさっきまで血液が行き届いていた部分にも血が通わなくなります。一方、深い呼吸をしてもらうと、今度はとたんに血が勢いよく流れ、血液が体の末端部にまで行き渡る様子が見られます。深い呼吸をすると、圧受容体という頸部にある副交感神経を高めるセンサーが反応し、血圧と心拍数を整え、血流を促すからです。

しかし忙しい現代人は、どうしても浅くて速い呼吸になりがち。また、激しい運動も呼吸を浅く速くさせます。

この浅くて速い呼吸は、加齢によって優位になりがちな交感神経をさらに刺激するので、血管が収縮して血流が悪くなってしまいます。結果、心は緊張状態になり、肉体のみならず精神的にも疲れがたまりやすくなるのです。

ため息もつけない、呼吸もまともにできない、そんな状態で運動しても意味はなし

ため息をつくと幸せが逃げると言う人がいますが、私には理解できません。

私がすすめる**ため息は、むしろ健康と幸せをつかむための手段**です。

ため息は、何かに集中したり、思いつめたりしていて呼吸が浅くなっているときに自然に出るもの。そのとき、脳を含む全身が酸素不足に陥っています。**早く新鮮な酸素が欲しい！　という体の求めに応じて出る反応がため息**なのです。

「はあ〜」とため息をつく前には、無意識のうちに大きく息を吸い込んでいるものです。そうして取り入れられたたくさんの酸素は、血液によって体中に行き渡り、心身をリフレッシュさせます。試しにいまその場で、ゆっくりと大きくため息をついてみてください。体と心の緊張が少しほぐれ、ホッとするのではないでしょうか。

仕事も勉強も人付き合いも、人生にとっては大切なものでしょう。でもため息もつけないほど根をつめていると、**心身はどんどん疲弊**してしまいます。

そして人生と健康にとって運動はとても大切なものですが、速くて浅い呼吸をしながら、つまり心と体をピンと張りつめた状態で鍛えても、私たちが期待している効果を十分に得ることはできません。

いつでもどこでも簡単にできて**筋肉が程よく鍛えられるスクワットに、リフレッシュ効果抜群のため息を組み合わせれば、まさに鬼に金棒**なのです。

老化の3大原因、筋力・血流・自律神経の衰えに同時にアプローチ

下半身の筋力が衰えたらどうなる？

スクワットをすれば、下半身の筋肉が鍛えられるということは説明するまでもないでしょう。しかも深い呼吸を伴うスクワットであれば、下半身だけではなく全身の筋肉までが鍛えられるのですが、それはまた追々。まずは下半身の話から。

直立して生活する私たち人類は、筋肉も血液も下半身に集まりがちです。下半身には体全体の約70％もの筋肉が集中し、重力の影響によって血液も約70％が集

まっています。それが、体を動かすことで筋肉が収縮と弛緩を繰り返すとポンプのように血管を押すので、下半身の血液は効率的に心臓へと戻っていきます。

下半身の筋力が衰えると、立つことや歩くことが困難になるだけではなく、全身に様々な悪影響が現れますが、その主な要因はこの**ポンプ機能の低下**によるものなんです。

下半身の筋肉が減り、ポンプ機能が弱まると、十分な血液を心臓へ送り返すことができなくなります。するとそれをカバーしようと、心臓自体が圧力を高めます。

そこで起こるのが**動悸・息切れ、冷え、むくみ**などの症状です。

また、**下半身の筋肉量が減ると基礎代謝（生きていくために自動的におこなわれている身体活動に使われる必要最低限のエネルギー）が落ち**、体内に入った糖が消費されにくくなるので、血糖値が高くなりがちに。すると全身に脂肪が溜まりやすくなるとともに血管の老化が進み、**糖尿病**や**心臓病**のリスクが増大します。

そしてもうひとつ、**下半身の筋力低下が関係する病気が骨粗しょう症**です。骨と筋肉は関係ないのではと思われるかもしれませんが、実は筋肉を使えば使うほど骨は刺激されて強くなります。中でも重要なのが太もも。**太ももの筋肉量が多い人ほど骨が丈夫である**ことがわかっています。

高齢者が寝たきりになってしまうきっかけとして、脳梗塞・脳出血などの脳血管障害に次いで多いのが骨折だということはご存じですか？　高齢者の筋肉量は、たった1週間寝た状態でいるだけで20％、5週間ともなると96％も落ちてしまうので、骨折から寝たきりにつながるケースが非常に多いのです。

まとめると、筋肉、特に下半身の筋肉の衰えは、歩行困難などの一義的な問題だけではなく、動悸・息切れ、冷え、むくみ、糖尿病、心臓病、骨粗しょう症といった全身の深刻な病気につながります。

下半身の筋力低下が歩行困難を引き起こし、それによってさらに筋力が低下して全身状態が悪くなり、ついには骨折して寝たきりになる……。そんな恐ろしい悪循環を避けるために、下半身にしっかり筋肉をつけて、自由に歩ける足腰を保つことを心がけたいものです。

血流が低下すると　どうなる？

次は血流について考えてみましょう。

加齢とともに血流は滞りがちになるものですが、その要因としてはまず**ホルモンバランスの乱れ**、そして運動不足・偏食・タバコ・アルコールといった**生活習慣の乱れ**が挙げられます。

さらに大きな要因がもうひとつ。**毛細血管の減少**です。

歳をとると全身の筋肉量が減るのと同じような現象が、血管にも現れます。人体にある血管のうち99％は毛細血管なのですが、**60歳以上の人の毛細血管は20代の人と比べて、なんと40％も少ない**のです。

血液は人間の生命活動に不可欠なものです。酸素を運搬するという役割はよく知られていますが、ほかにも水分を保ち、栄養を運び、老廃物を回収し、体温を維持し、免疫細胞を運ぶといった役割を担っています。血液は働きものなんです。

そして全身のおよそ37兆個の細胞へ酸素や栄養を届けられるのは、毛細血管だけ。太い血管が弾力のある健康な状態を保つために、その血管細胞へ栄養を渡すのも毛細血管の重要任務です。そんなに大切な毛細血管が、加齢とともに知らず知らずのうちに減っているなんて、実に悲しいことだと思いませんか？　でも大丈夫、**毛細血管の減少は不可逆的ではありません。増やすこともできる**のです。

では増やすためには何をすればいいのかというと、**大きな筋肉を収縮させること**。筋肉の収縮で血管がポンプのように押され、血流が促進されることは前にも述べましたが、その血流が刺激となって、新しい毛細血管が形成されるのです。

さあ、そして、体の中でもっとも大きな筋肉とはどこでしょう？

太もも、つまり**大腿四頭筋**なのです。

もうおわかりでしょう。だから**スクワット**！

ただし、注意していただきたいのは、**息を止めておこなう**無酸素の激しい運動は、**逆に毛細血管を壊す**という点。血流アップを目的とする場合は、必ずゆったりと心地よく呼吸をしながら運動をするべきなんです。つまり**ため息スクワット**がベスト、ということです。

自律神経が乱れると　どうなる？

加齢による3大変化の3つめ、自律神経について考えていきましょう。

私たちが「血液を流すぞ」「汗を出すぞ」「息をするぞ」などと頑張らなくても自然にできているのは、自律神経が働いているから。人体の血管すべて（つなげると地球2周半分！）に沿って走っている自律神経は、脳からの指令がなくても独自に機能し、**生命活動を維持するコントロールセンター**のようなものです。人が無意識のうちにおこなっている生命活動、例えば呼吸や血流、胃腸の動き、体温調節などなど、すべてこの自律神経が司っているというわけです。

しかし残念なことに、我々の研究では、**男性は30歳・女性は40歳を境に、自律神経のバランスは崩れていき、以後10年ごとに約15％ずつ働きが低下して**いくことが明らかになっています。〝バランス〟と表現するのは、先にも述べたように、自律神経が一系統ではなく、**交感神経**と**副交感神経**の二系統で形成されていて、それぞれがアクセルとブレーキの役目を果たしているからです。

交感神経はアクセル役。アクティブな活動をするときに高まり、気分を高揚させるとともに血管を収縮させ、血圧を上げます。

一方のブレーキ役である副交感神経は、体が休んでいるときに高まり、心を穏やかにするとともに血管を緩め、血圧を下げます。

交感神経と副交感神経は、バランスよく両方が高い状態で働くことが理想です。このバランスがうまくとれていると、血管がリズミカルに脈打って血流が良くなり、全身の細胞に酸素と栄養が行き渡るので、病気になりにくい状態になります。脳にもたっぷりの酸素と栄養が行くので、心は穏やかに安定し、高い集中力と直感力が保たれるようになるのです。

しかし残念ながら、自律神経のバランスは崩れていくもの。そして**加齢とともにレベルが低下するのは、副交感神経のほう**なんです。交感神経は加齢による影響を受けないので、年齢を重ねるとどうしても交感神経優位の状態になりやすくなるのです。

このようにバランスが崩れて交感神経優位になると、心身はどのような状態になるのでしょうか。血流が悪くなり、一見、やる気にあふれて行動的に見えても、心は不安定で集中力が続かず、常にイライラしがちになります。

さらには免疫力低下、糖尿病、高血圧、全身の倦怠感、頭痛、肩こり、動悸、不整脈、不眠、便秘など様々な不調につながっていきます。

加齢とともにどうしてもレベルが下がってしまう**副交感神経を、もう一度高めるスイッチこそ、呼吸**です。交感神経優位だと呼吸は速く浅くなるので、**逆に意識的にゆっくり深い呼吸をすれば、副交感神経が高まってくる**のです。

まだまだある！ ため息スクワットの健康効果

スクワットの効果が響く筋肉としてわかりやすいのは、太もも＝大腿四頭筋ですが、実はそれだけではなく、加齢によって衰えがちな全身の様々な筋肉も刺激され、鍛えられます。まずは何といっても**骨盤底筋群**《こつばんていきんぐん》と**肛門括約筋**《こうもんかつやくきん》でしょう。

骨盤底筋群とはあまり聞きなれない言葉だと思いますが、文字通り、骨盤の下側にあるハンモック状の筋肉の集まりで、膀胱や子宮などの内臓が下がらないように支える役目を担っています。また、しなやかに伸び縮みすることにより、尿道や肛門を締めたり緩めたりするのを補助し、正常な排泄をサポートしてくれる筋肉です。

この重要な筋肉は加齢とともに確実に衰えます。すると、咳やくしゃみをしたはずみでおしっこが少し出てしまう、といった**尿漏れの原因**となるのです。

肛門を締める役割を持つ肛門括約筋は、自らの意思と関係なく肛門を締める「内肛門括約筋」と、意識することでキュッと締まる「外肛門括約筋」の二種類があります。そしていずれの筋肉も先述の骨盤底筋群と同様、加齢とともに衰えやすいものです。

肛門括約筋の力が衰えると、便意の我慢が利きにくくなり、**便失禁**を起こしやすくなります。便失禁は介護を必要とするような高齢者に限ったトラブルではありません。日本人の20〜65歳の健常者３００人を対象にした調査によると、４％の人が月に一回以上、便失禁することがあるとのデータがあります。

人間の尊厳にも関わる大事な役割を持つ、この骨盤底筋群と肛門括約筋は、実はスクワットによって鍛えることができます。特に**体の内側にある骨盤底筋群を効果的に鍛えられる運動は、スクワットぐらいしか考えられません。**

そして、そのスクワットにため息を組み合わせると、得られる効果はさらに大きく広がります。

深く大きな呼吸は胸やお腹を使ってするので、肋骨の間にあり呼吸運動を支える**肋間筋**（内肋間筋、外肋間筋）や、お腹まわりにあって姿勢の保持や美容にも関わる**腹筋**（腹直筋、内腹斜筋、外腹斜筋、腹横筋）などが、自然と緩やかに鍛えられるのです。

その結果、猫背が改善されていったり、ウエストにくびれができてくることもあるでしょう。

見逃せないメリットじゃありませんか？

あれ？ なんか調子悪い、の原因のほとんどは自律神経

自律神経は心身の状態を健康に保つための要です。

肌荒れ、便秘、肥満、免疫力低下、冷え性、抑うつ、痺れ、不整脈、疲労感、倦怠感などなど……。原因となる病気もないのに、人が「**あれ？ なんだか調子悪いな**」と思うとき、多くの場合で**自律神経の乱れ**が生じています。そして、こうした自律神経の乱れが長期に及ぶと、**自律神経失調症**という病名がつくのです。

前記はいずれも自律神経の乱れに由来する典型的な症状ですが、あまりにもバラエティに富んでいるため、困るのは実際にそうなったときに、ほとんどの人が「あ、これは自律神経のせいだな」とは思えないことです。

しかし逆に言うとそれが答えでもあります。

何かの症状が出たら、まずは原因となる病気を疑い、しかるべき病院で検査をするべきですが、もしも**何も病気が見つからなかったら、自律神経の乱れと考えてみて**ください。

自律神経の総合力は年齢とともに間違いなく落ち、バランスを崩していきます。さらに、過度なストレスや食生活の乱れ、運動不足、睡眠不足、喫煙、深酒といった**不規則な生活が、自律神経の乱れを加速**させます。

ため息スクワットは自律神経の調整にとても有効な手段ですが、それ以前にこのような生活の乱れに心当たりがある方は、まず改善するよう心がけてください。

そして**自律神経失調症は現代病の代表選手**です。

自律神経の乱れの主たる原因が、現代人の不規則な生活習慣であるということは簡単に証明できます。農業に携わる人が全人口の8割を超えていた江戸時代、自律神経の乱れに由来する不定愁訴などはほとんど見られなかったといえば、これが現代病だと理解することができるでしょう。

もっともそのころは、現代では難なく治療できるような感染症で命を落とさなければならなかったり、白米食が流行したために「江戸煩《わずら》い」とも呼ばれたビタミン欠乏症の脚気に悩まされる人が大量に発生したりしたそうです。

でも、お日様を浴びながら農作業で十分に体を動かし、食物繊維をしっかり摂って早寝早起きしていたわけですから、生活習慣の乱れに起因する自律神経失調症とは、ほぼ無縁だったのだろうと想像できるのです。

自律神経の乱れの改善には呼吸がいちばん、ついで、運動と腸内環境

大事なことなので繰り返しますが、自律神経のバランスを整えるためには、**まずは大きく深い呼吸をすること。運動不足解消を筆頭とする、生活習慣の改善をすることです。**

そしてもうひとつ意識しなければならないのが、**腸内環境を整える**こと。数ある人間の臓器の中でも、腸というのは非常に重要な器官ですが、**自律神経と腸は相互に強く作用し合う関係にある**のです。

自律神経が乱れると、腸の活動が弱まります。逆に言えば、腸内環境が整っていれば自律神経も安定し、心身の健康は保たれるのです。

腸が食べたものの栄養を吸収し、全身の細胞へ送りだす臓器であるということは紛れもない事実ですが、役割はそれだけではありません。

腸には全身の約70％にあたる免疫細胞が集中していて、体内に入ってきたウィルスや病原菌を撃退し、体内に吸収させない防御システムを持っています。腸内の免疫細胞は血液に乗って全身にも運ばれ、体内のあちこちで有害菌と戦います。

腸内の環境が悪化すると、そうしたシステムが作動しなくなります。すると免疫力は低下し、病原体に感染しやすくなってしまうのです。さらに、排除されなかった有害物質が体内に残置され、老化が加速する原因となります。

また腸は、生体リズム、神経内分泌、睡眠、体温調節などに関与する**セロトニン**や、運動調節、ホルモン調節、快感、意欲、学習などに関わる**ドーパミン**という神経伝達物質をつくる機能があります。セロトニンは約95％、ドーパミンは約50％が腸内粘膜に生息する細菌によってつくられるのです。

ドーパミンとセロトニンといえば、別名〝幸せホルモン〟。人の心を落ち着かせ、ストレスを軽減させる働きがあります。よって、腸が弱って、体内のセロトニン、ドーパミンが不足している人には、**うつ病などのメンタル不調が起こりやすい**ことが研究でもわかっています。

ため息スクワットが腸にも働きかけるワケ

それほどまでに大切な腸は、いったいどうやって鍛えればいいのでしょうか。私はよく「腸は内側と外側から鍛えろ」と言っています。

内側というのは食事、そして外側は運動が該当します。

腸内環境を整える機能を持つ食べ物としては、食物繊維をふんだんに含む野菜や果物、あとは腸内の善玉菌を増やす発酵食品が挙げられます。最近は、腸内細菌が活発化していることを指す〝腸内フローラ〟や、腸内環境を整えるための活動を指す〝腸活〟という言葉も一般的になりました。ビフィズス菌や乳酸菌入りのサプリも、たくさん販売されています。こうしたサプリにも一定の効果は認められるので、活用してみるのもいいでしょう。

そして、**外側から腸を鍛えるための運動としてもっとも有効なのが、ほかならぬため息スクワット**です。いつものスクワットに少し横の捻りを加えたりすると、より腸への刺激は強くなりますが、あまり難しく考えずにゆっくりと深い呼吸をしながらおこなうだけでも十分です。

ほかにも外側からの刺激には、お風呂に入って温めるという方法もありますが、ため息スクワットをするだけでも、その運動効果で腸は十分に温まります。

下半身を鍛えると**脳の認知機能**も鍛えられる？

私の父はもうすぐ90歳になりますが、姿勢もよく歩行もまったく問題ありません。いつも元気に歩き回り、先日も一緒に鉄板焼きを食べに行ったら、私さえ食べるのがきつかった量を「美味しい、美味しい」と完食しました。いまだに算数の家庭教師をやるほど頭も冴えています。父がこんなに元気で認知症の兆しもない理由は、**足腰がしっかりしていて積極的に動き回っているから**だと思います。

ちょっときつい言い方をしますが、**人間というのは本当に、動かなくなったら衰えるもの**なんです。体とともに脳までもがどんどん衰えてしまいます。

だから**スクワット**によって**足腰を鍛えるのは、認知症予防にもとても有効**です。

もっとも認知症のメカニズムはいまだ研究段階であり、断定的に言うことはできないのですが、脳の血流不足が最大のリスクファクターであることはまず間違いありません。脳は全身の酸素消費量のうち20％も必要とする燃費の悪い器官。そのため、血流が悪くなるとダメージを受け、そのダメージが少しずつ蓄積することにより認知症が発症するとも考えられているのです。

残念ながら認知症は、一度発症すると回復させることが困難です。いったんダメージを負ってしまった脳の組織は、二度と蘇らないからです。

しかし予防するのは簡単です。**血流促進効果が高いスクワットをすることで、脳に新鮮な血液をしっかり送り届ければいい**のです。

スクワットは非常に単純な運動ですが、これがまた認知症予防に役立つ要因となります。脳内には、海馬や大脳皮質などに分布し脳神経細胞の成長を促す脳由来神経栄養因子（BDNF）というタンパク質があります。BDNFは筋肉を鍛えると分泌されますが、複雑なルールや戦術を必要とするスポーツではなく、動きそのものに集中できる単純な運動をしたほうが分泌量は多くなります。

つまり、**単純にしゃがむ動作を繰り返すスクワットは、認知症予防にもベストな運動だといえる**のです。

第2章

はあ〜っと3回 ため息スクワット（実践編）

さあ！ まずは朝起きたら
カーテン開けて

ため息スクワット実践法

いまよりもっと健康的で素晴らしい日々を送るため、豊かで楽しい老後を築くために、まずは何より肝心な、ため息スクワットの基本プロセスをご紹介します。

1

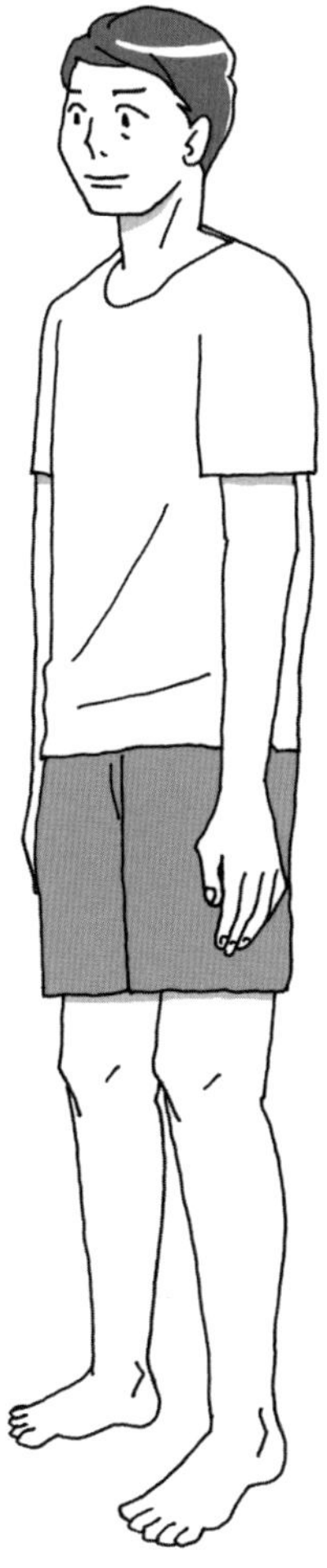

両足を肩と同じくらいの幅に開き、胸を開くように背筋を伸ばしてまっすぐ立ちましょう。両手はリラックスさせて、だらんと真下にさげておいてください。

2

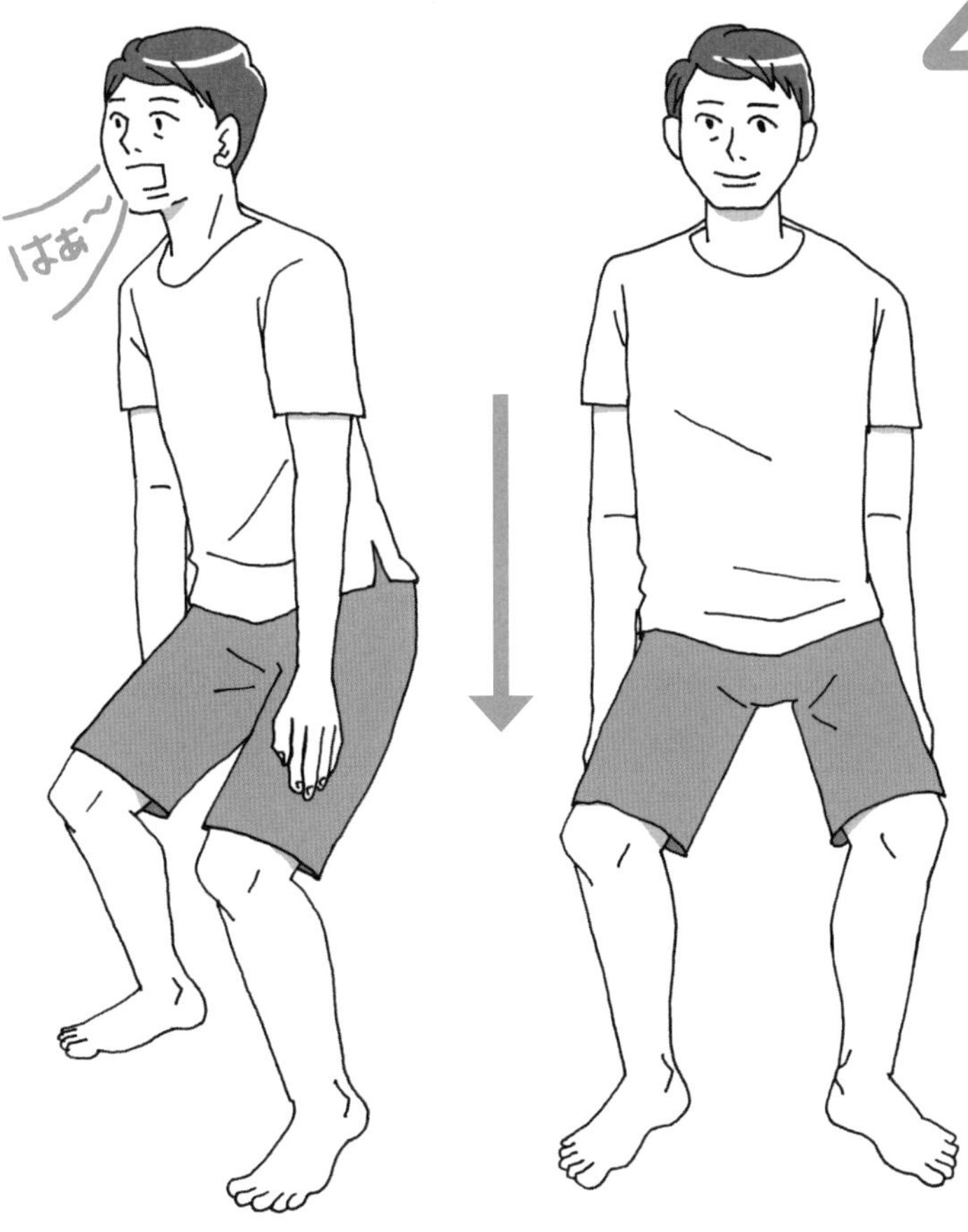

背筋を伸ばしたまま、約4秒を目安に、ため息をつくように「はあ～」と、口から息を吐きながらゆっくり腰を落としていきます。背中や腰を丸めず、膝がつま先より前に出ないように注意してください。両手は下にさげたままでOK。

3

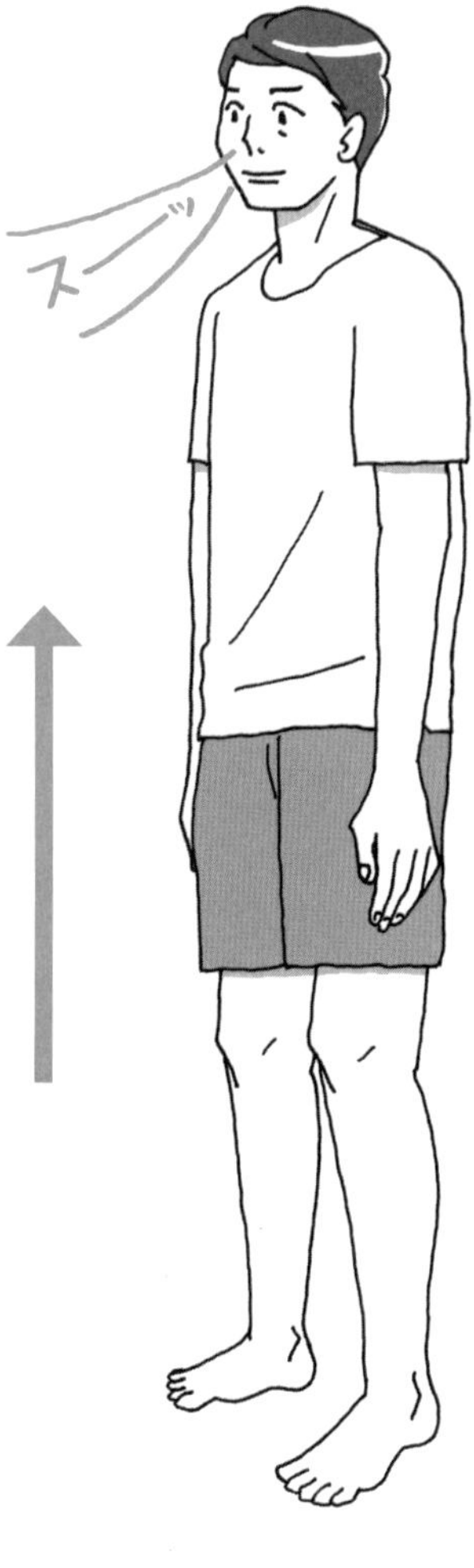

約4秒かけて膝が90度を超えない程度まで曲げたら、約2秒を目安に鼻から息を吸いながらゆっくり**1**の姿勢に戻ります。

【ため息スクワットおさらい】

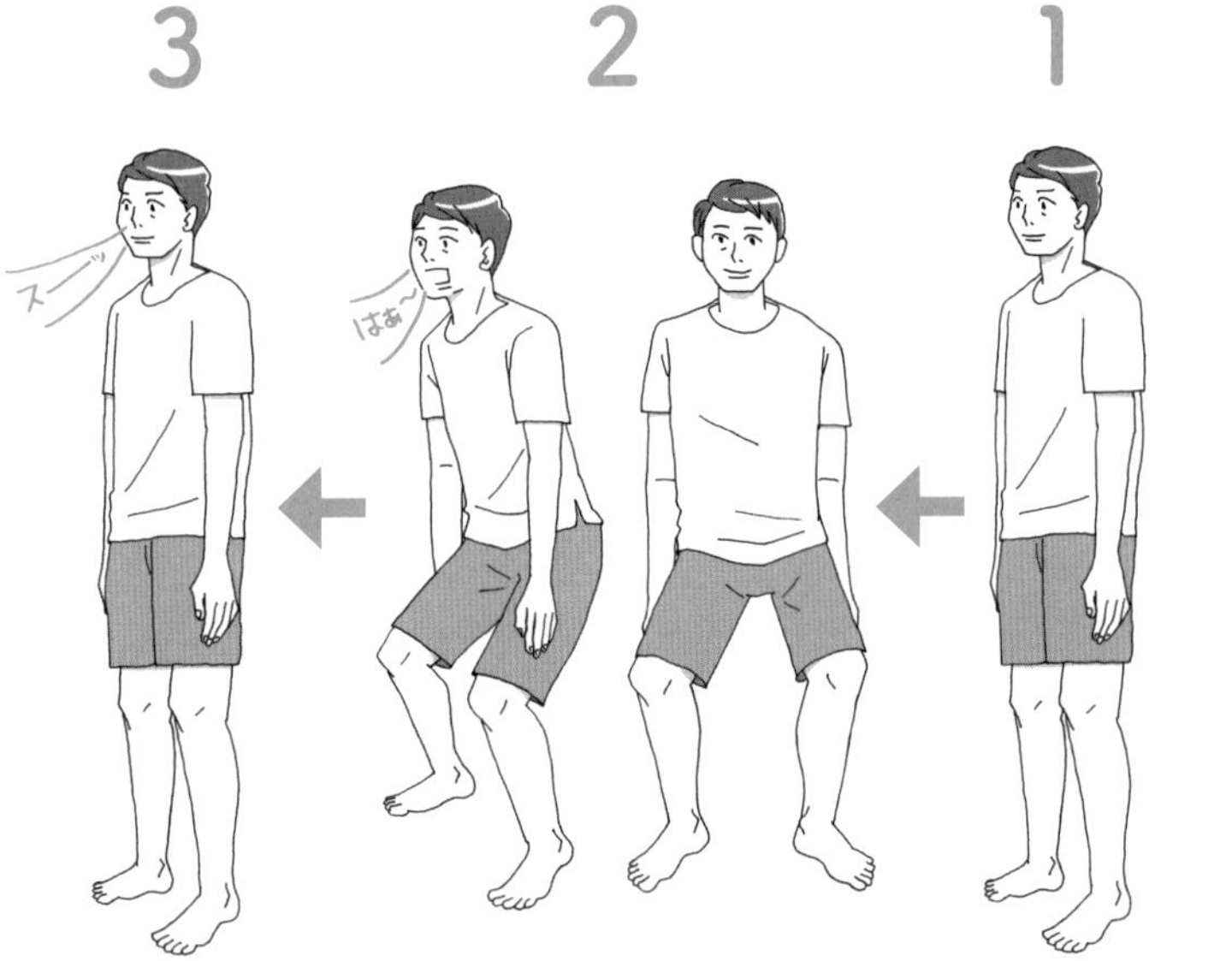

両足を肩幅に開き、両手をだらんとさせたまま、リラックスした状態で立つ

背筋を伸ばしたまま、4秒息を吐きながらゆっくり腰を落とす。膝は90度以上曲げない。

4秒息を吐きつつ膝を曲げ終えたら、2秒かけて息を鼻から吸いながら**1**の姿勢に戻る

以上で1回のスクワットは終わりです。
これを3回繰り返して1セットとします。

実際にやってみると、拍子抜けするくらい簡単だと思いませんか？
でもそれと同時に、思っていたよりも太ももにしっかりと負荷がかかっていることにも気付くはずです。

ため息スクワットを正しくおこなう

5つの極意

どんなに効果的な運動でも、正しくおこなえていなければ意味がありません。
ここでは、ため息スクワットの効果を
より確実なものとするための極意を５つご紹介します。

【 極意1 】

膝は絶対90度以上曲げない

スクワットと聞くと、お尻が地面につきそうになるほど深く腰を落とす、プロレスラーの筋力トレーニングのような運動を思い浮かべるかもしれません。でも、私が推奨するため息スクワットはもっと全然軽い運動。膝は無理に深く曲げることなく、90度より手前で止めるようにしてください。それでも効果は十分です。無理に深く曲げると、むしろ膝を痛める原因になってしまいます。

【 極意2 】

ゆっくりおこなう

ため息スクワットのキーワードは「ゆっくり」。通常のスクワットのイメージだと、つい息をつめて速いテンポでやろうとしてしまうかもしれません。でもため息スクワットは深い呼吸とともにゆっくりとおこなってほしいのです。そのほうが大きな効果につながります。１日に何回やったかということよりも、１回１回のスクワットをゆっくりやることに意識を傾けることが大切なのです。

【 極意3 】

腰を丸めない

ため息スクワットをする際は、姿勢も重要なポイントになります。といってもそんなに難しいことではありません。腰を曲げず、背筋がまっすぐになるように心がけるだけでいいのです。直立しているときと同様に、お尻から頭までが床と垂直になっている姿勢を保ったまま、ゆっくりと腰を落としていくイメージです。腰を丸めずまっすぐにしていたほうが、より深い呼吸ができるのです。

【 極意4 】

息を4秒吐いて（曲げ）、2秒吸って（伸ばす）の繰り返し

ため息スクワットは、膝を曲げ伸ばしする動作に、深い呼吸をリンクさせることが何より肝心。膝を曲げる際は4秒程度かけて、息をゆっくりと吐くようにしてください。膝を伸ばすときは、半分の2秒程度でいいでしょう。胸を開き、肺の奥まで空気が行き渡るように大きく息を吸い込んでください。4秒かけて息を吐きながら膝を曲げ、2秒かけて息を吸いながら膝を伸ばす。この繰り返しです。

【 極意5 】

基本は3回1セット。1日の回数は決めず、思い立ったら

ため息スクワットは、1日の中で思い立ったら、すぐそこで始めてください。1セットは3回が基本です。どうせなら、もっとたくさんやったほうがいいのではないかと思われるかもしれませんが、張り切りすぎは禁物。運動は継続しなければ意味がありません。体に負担をかけないため息スクワットは、ぜひ長く継続していただきたいのです。そのためには、1セットの回数を少なめに抑えるのも大切な極意なのです。

NG スクワット

膝や腰を痛める可能性が高く、
せっかくのスクワットの効果を
弱めてしまう、ありがちな
間違いを確認しましょう。

- 両足の間隔が肩幅より狭い、広い
- 腰を丸める
- 膝を90度以上曲げる
- 膝がつま先より前に出る
- 呼吸を止めておこなう
- ペースが速すぎる

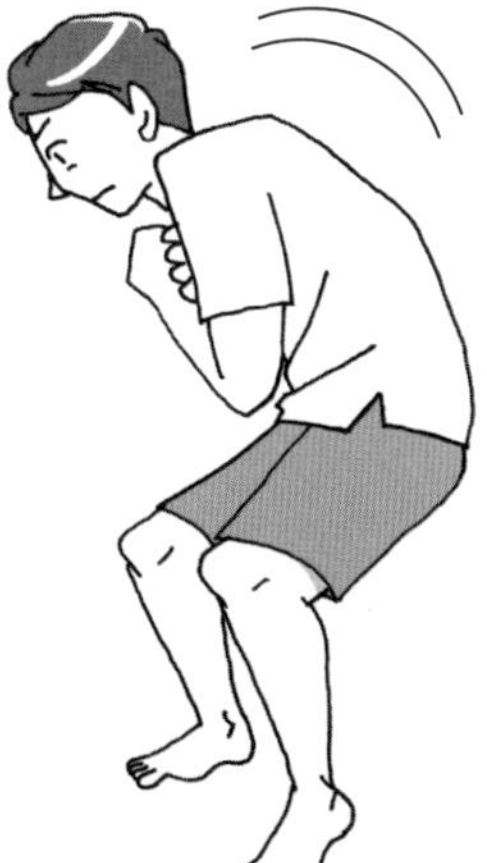

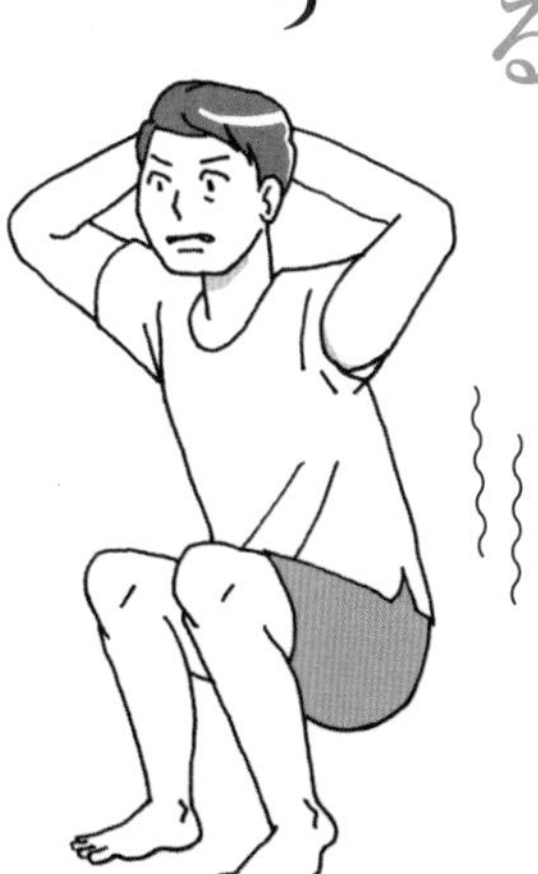

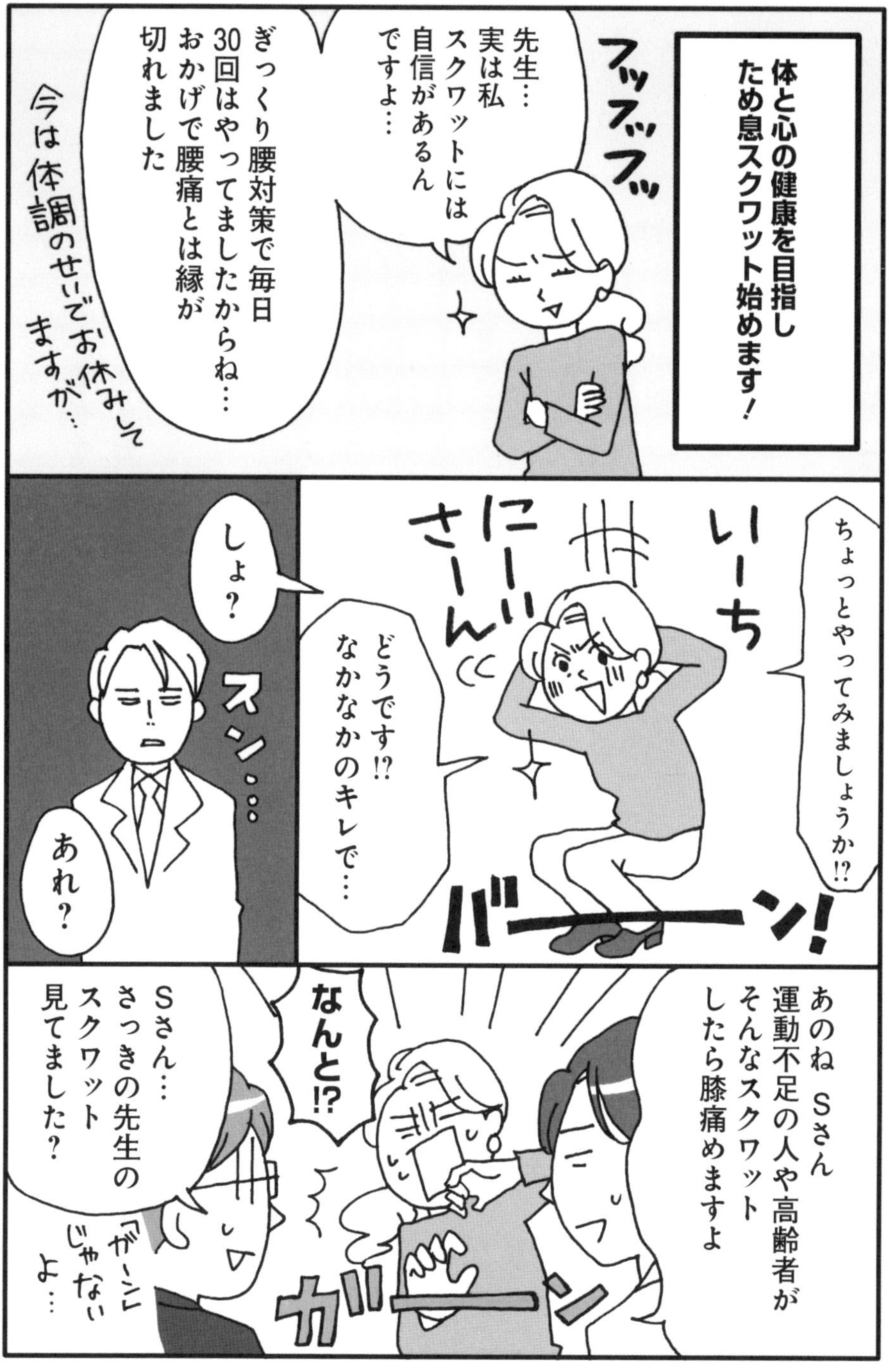
体と心の健康を目指しため息スクワット始めます!
フッフッフッ
先生…実は私スクワットには自信があるんですよ…
ぎっくり腰対策で毎日30回はやってましたからね…おかげで腰痛とは縁が切れました
今は体調のせいでお休みしてますが…
ちょっとやってみましょうか!?
いーち
にーい
さーん
バーーン!
どうです!? なかなかのキレで…
しょ?
スン…
あれ?
あのね Sさん 運動不足の人や高齢者がそんなスクワットしたら膝痛めますよ
なんと!?
ガーーン
Sさん…さっきの先生のスクワット見てました?
「ガーン」じゃないよ…

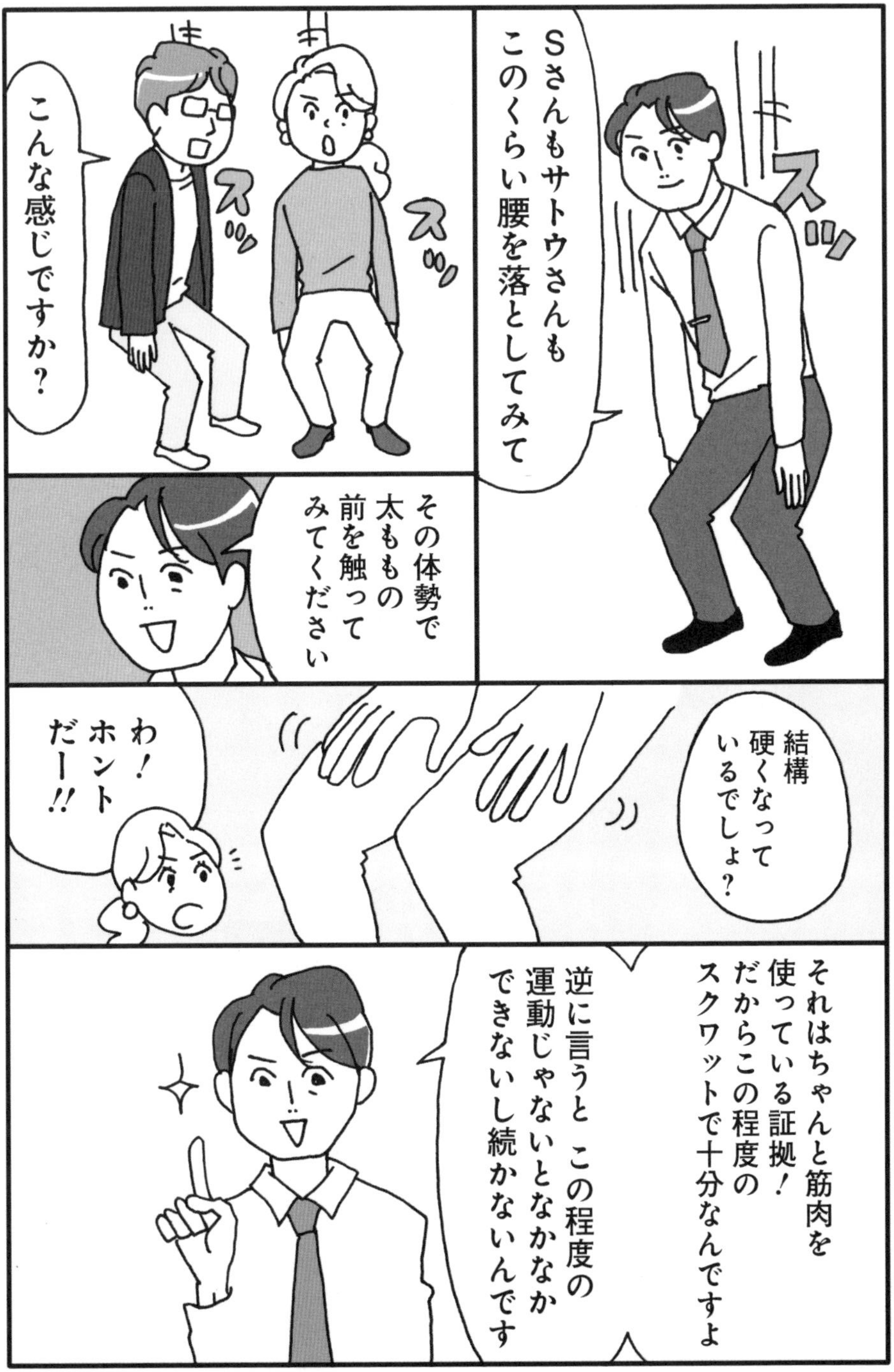
Sさんもサトウさんも このくらい腰を落としてみて
スッ
スッ
スッ
こんな感じですか？
その体勢で 太ももの前を触って みてください
結構 硬くなって いるでしょ？
わ！ ホント だー!!
それはちゃんと筋肉を 使っている証拠！ だからこの程度の スクワットで十分なんですよ
逆に言うと この程度の 運動じゃないとなかなか できないし続かないんです

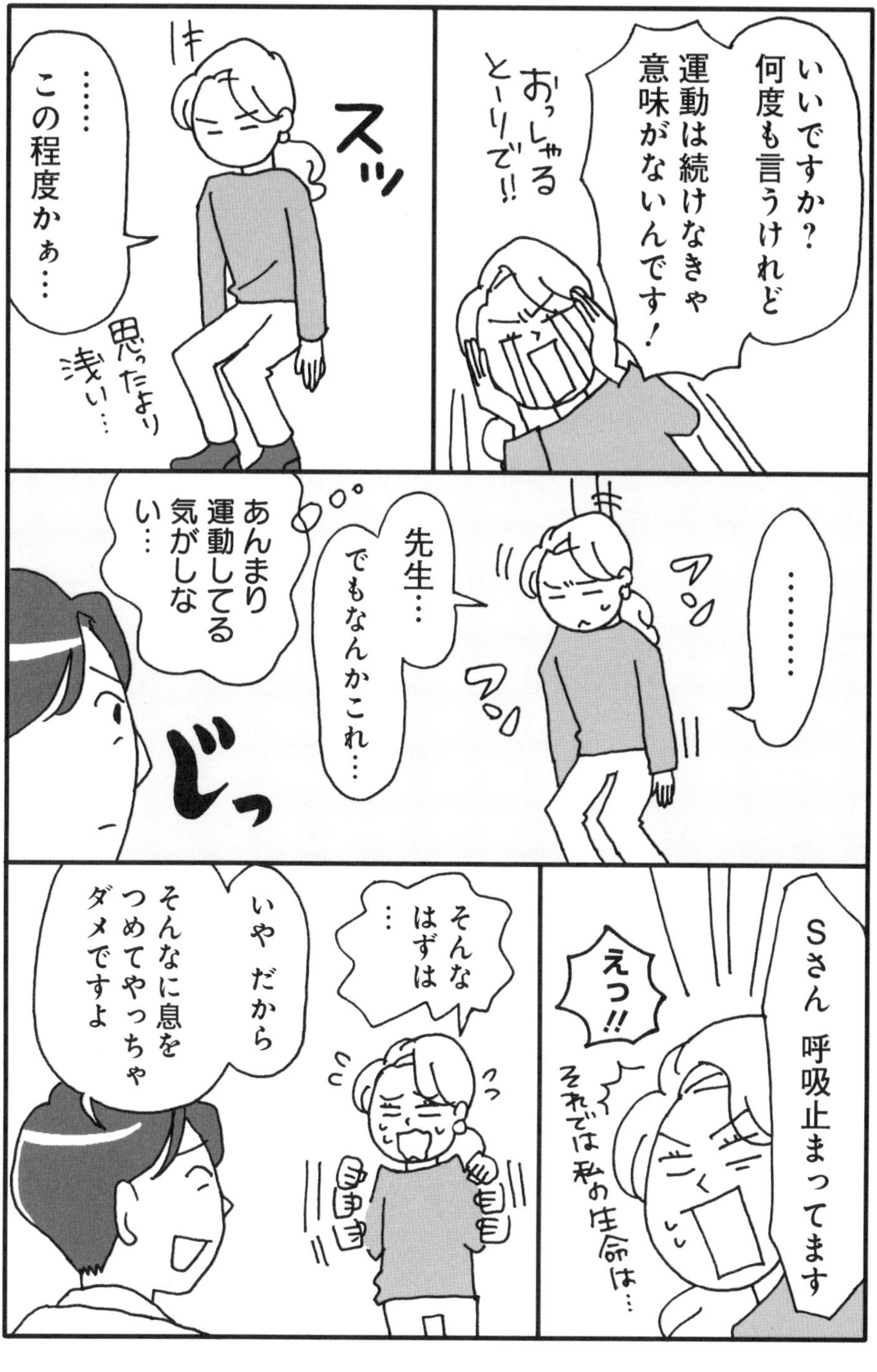

いいですか？
何度も言うけれど
運動は続けなきゃ
意味がないんです！
おっしゃるとーりで!!
スッ
……この程度かぁ…
思ったより浅い…
…………
先生…
でもなんかこれ…
あんまり運動してる気がしない…
じっ
Sさん 呼吸止まってます
えっ!!
それでは私の生命は…
そんなはずは…
いや だから
そんなに息を
つめてやっちゃ
ダメですよ

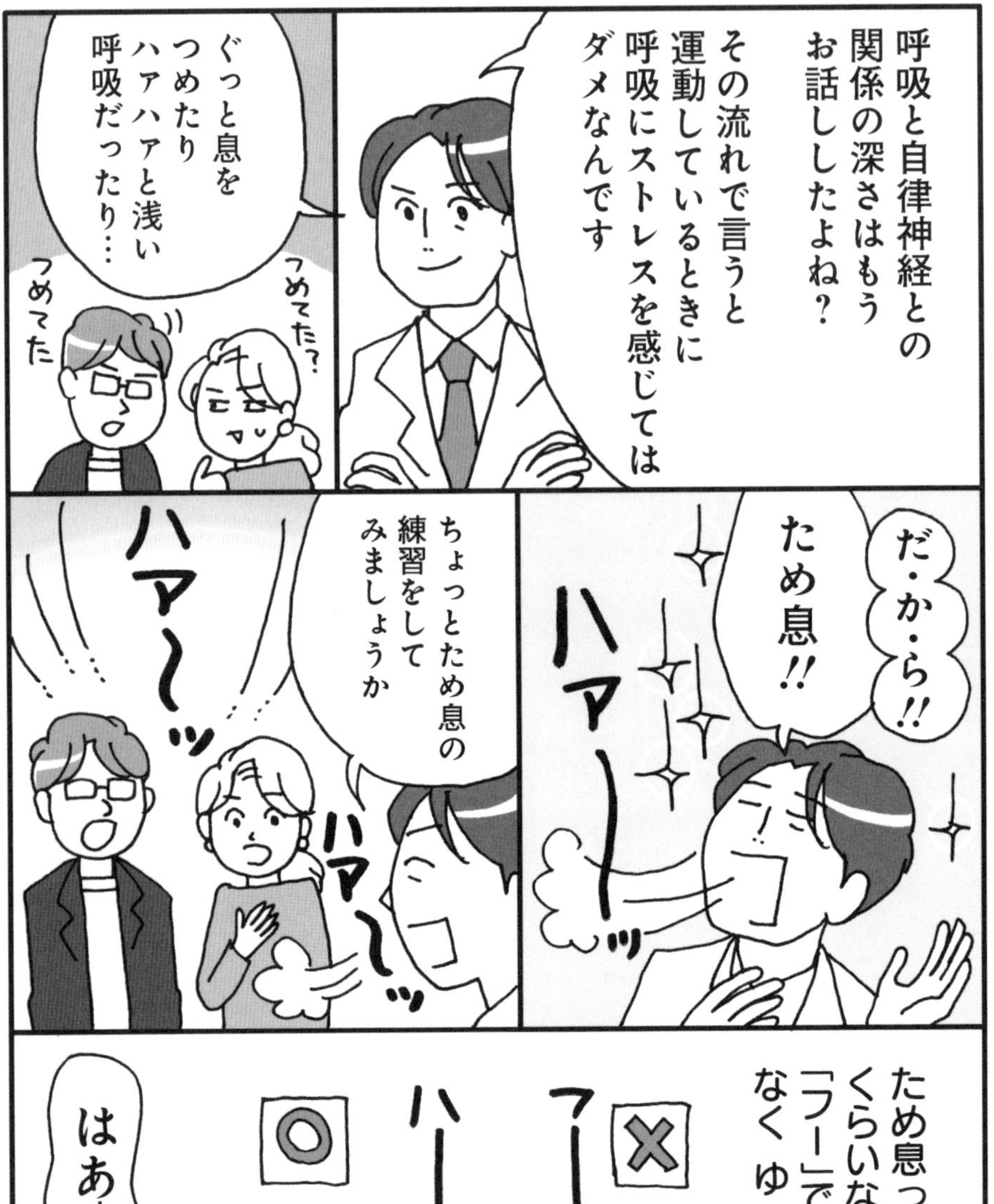
呼吸と自律神経との関係の深さはもうお話ししたよね？
その流れで言うと運動しているときに呼吸にストレスを感じてはダメなんです
ぐっと息をつめたりハァハァと浅い呼吸だったり…
つめてた？
つめてた
だ・か・ら!!
ため息!!
ハァーーッ
ちょっとため息の練習をしてみましょうか
ハァ〜ッ
ハァ〜ッ
ため息ってだいたい4秒くらいなんです「フー」でも「ハー」でもなく ゆっくり「はあ〜」
×
フーッ
ハーッ
○
はあ〜〜〜〜

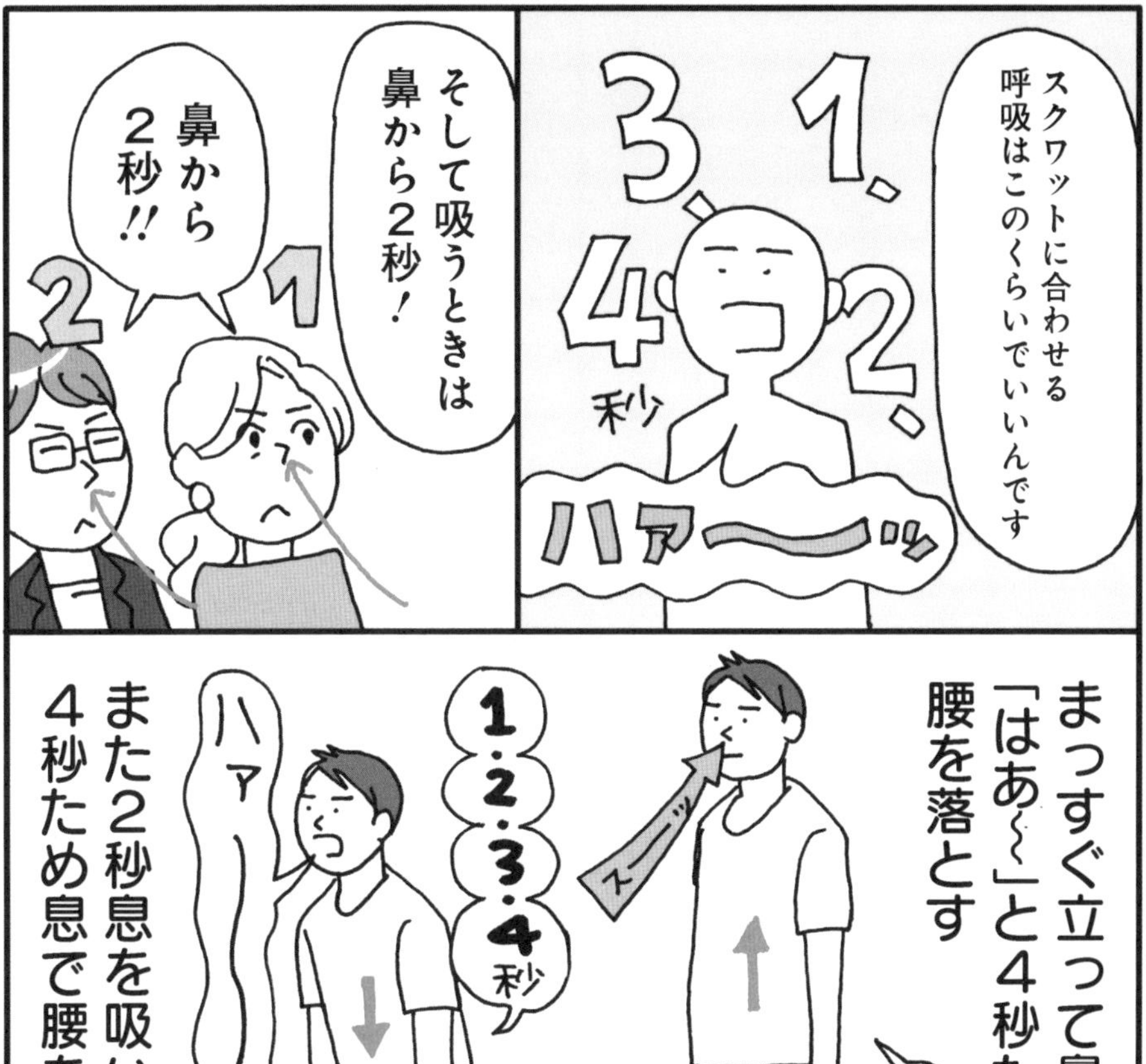

スクワットに合わせる呼吸はこのくらいでいいんです
1、2、3、4秒
ハアーーッ
そして吸うときは鼻から2秒！
鼻から2秒!!
1
2
まっすぐ立って鼻から2秒で息を吸ったら「はあ〜」と4秒ため息をつきながら腰を落とす
スーッ
1・2秒
1・2・3・4秒
ハアーーッ
繰り返す
また2秒息を吸いつつ膝を伸ばし4秒ため息で腰を落とす
これがため息スクワット!!

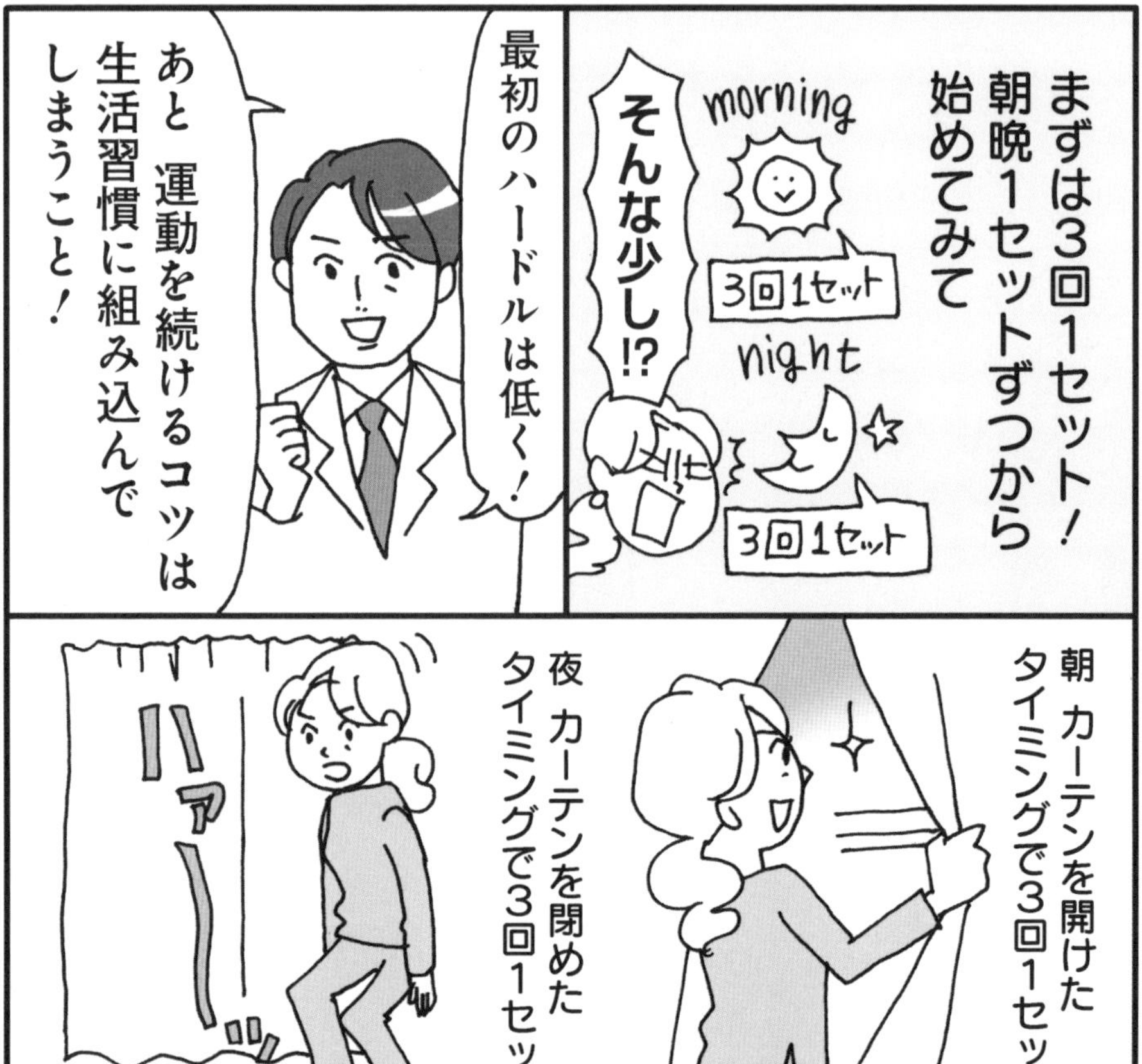
まずは3回1セット！朝晩1セットずつから始めてみて
morning
3回1セット
night
3回1セット
そんな少し!?
最初のハードルは低く！
あと 運動を続けるコツは生活習慣に組み込んでしまうこと！
朝 カーテンを開けたタイミングで3回1セット
夜 カーテンを閉めたタイミングで3回1セット
ハァ〜ッ
慣れてきたら「トイレに行ったら1セット」「食事の支度の前に1セット」…というふうに自分の生活習慣に取り入れちゃうんです
なるほど〜
確かにいきなり「20回!!」とか言われるとプレッシャーだし続かないかも…

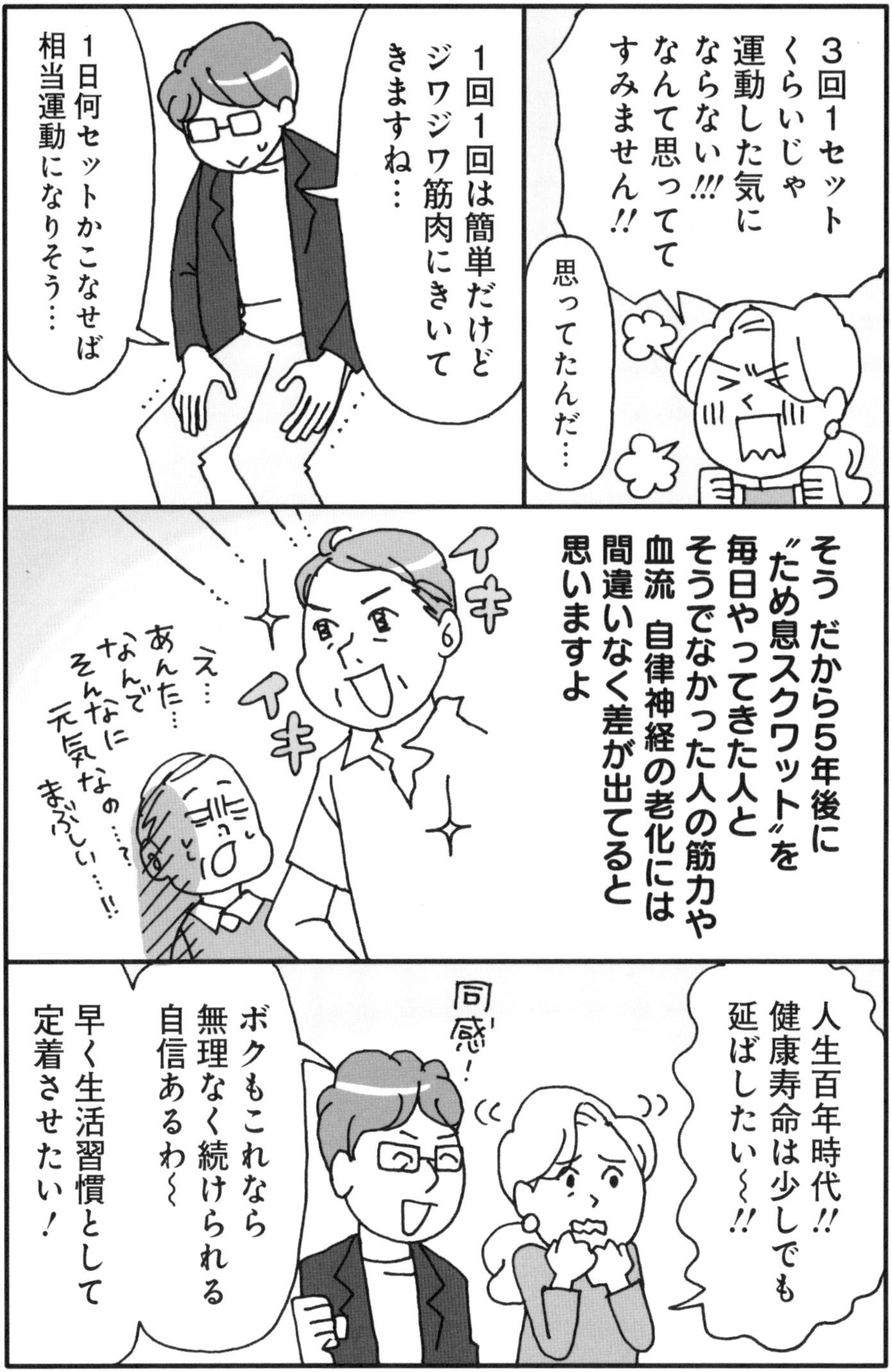
3回1セットくらいじゃ運動した気にならない!!!なんて思っててすみません!!

思ってたんだ…

1回1回は簡単だけどジワジワ筋肉にきいてきますね…

1日何セットかこなせば相当運動になりそう…

そう だから5年後に〝ため息スクワット〟を毎日やってきた人とそうでなかった人の筋力や血流 自律神経の老化には間違いなく差が出てると思いますよ
イキ
イキ
え…

あんた…なんでそんなに元気なの…?

まぶしい…!!

人生百年時代!!健康寿命は少しでも延ばしたい〜!!

同感!

ボクもこれなら無理なく続けられる自信あるわ〜

早く生活習慣として定着させたい!

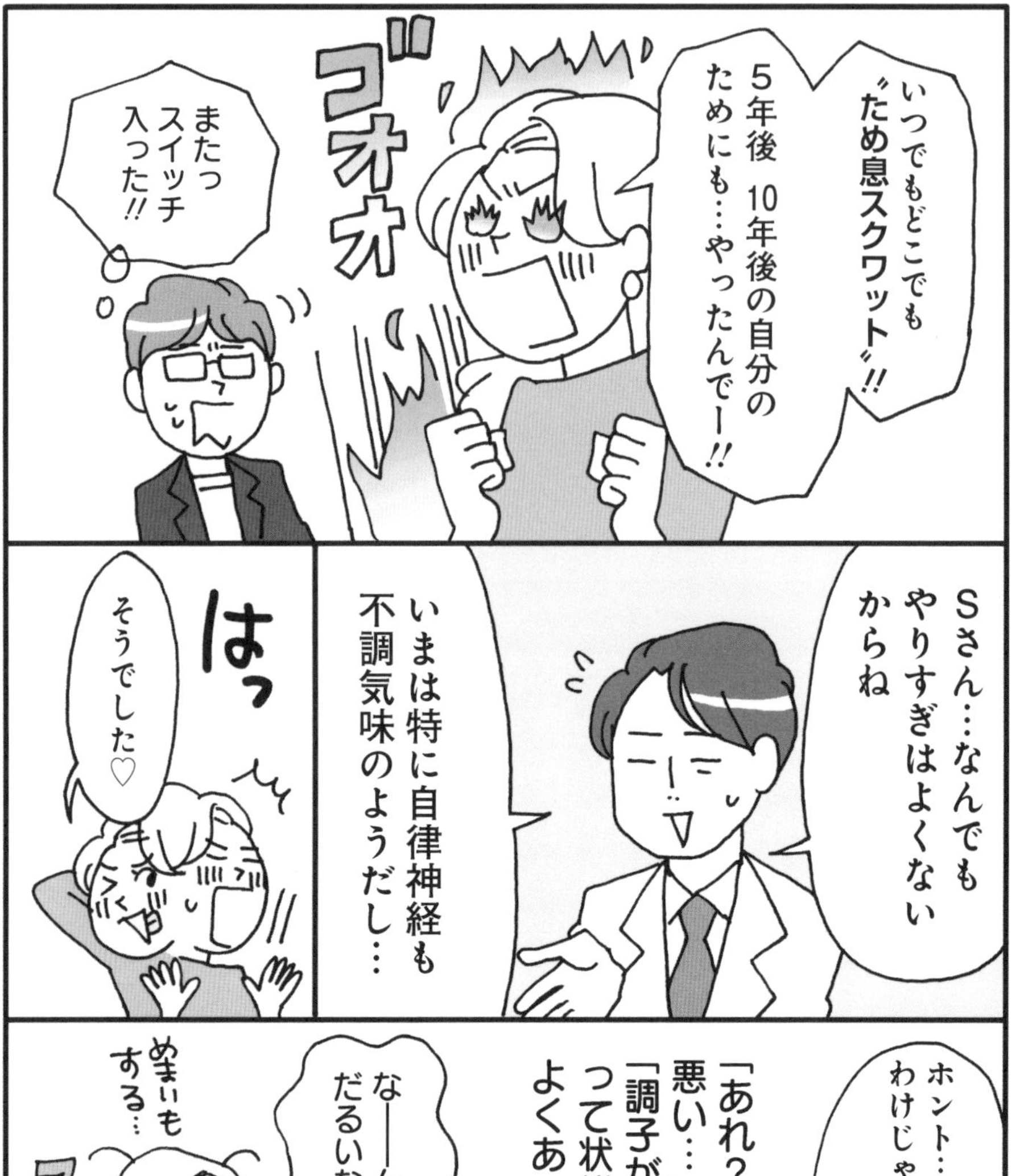
いつでもどこでも〝ため息スクワット〟!!
5年後 10年後の自分のためにも…やったんでー!!
ゴオオ
またっスイッチ入った!!
Sさん…なんでもやりすぎはよくないからね
いまは特に自律神経も不調気味のようだし…
はっ
そうでした♡
ホント…どこがどう悪いってわけじゃないんですけど
「あれ? なんか具合が悪い…」とか「調子がおかしいな…」って状態になることがよくあって
な――んかだるいな…
めまいもする…
フウ…

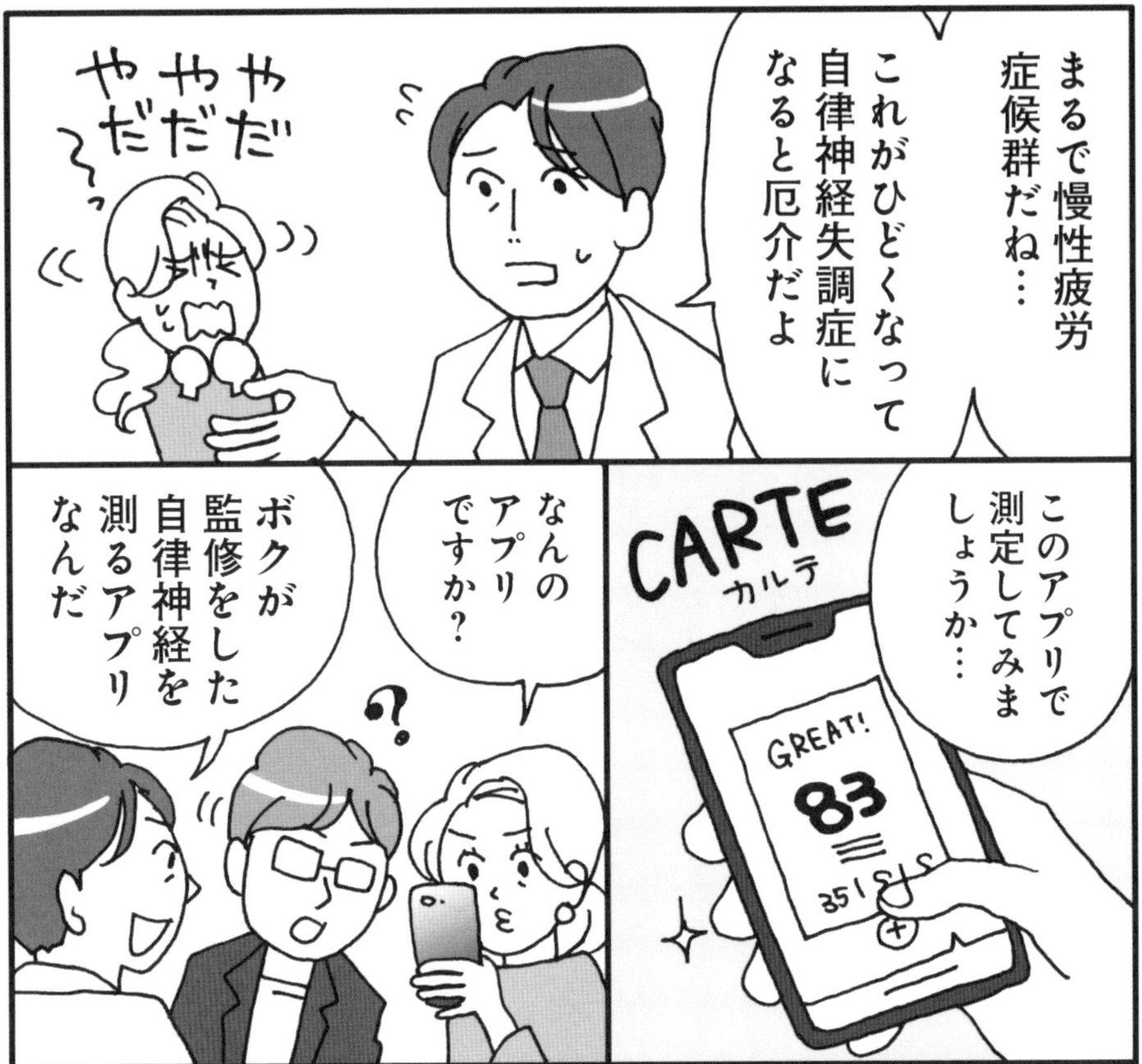
まるで慢性疲労症候群だね…
これがひどくなって自律神経失調症になると厄介だよ
やだやだやだ
このアプリで測定してみましょうか…
CARTE
カルテ
GREAT!
83
なんのアプリですか？
ボクが監修をした自律神経を測るアプリなんだ
自律神経って測れるんですか!!
スマホのカメラレンズに指を置いて一分間じっとしてて
インナーパワー〝12〟でした♡
どやっ
12
言いにくいけど…
それ100点満点だからね…

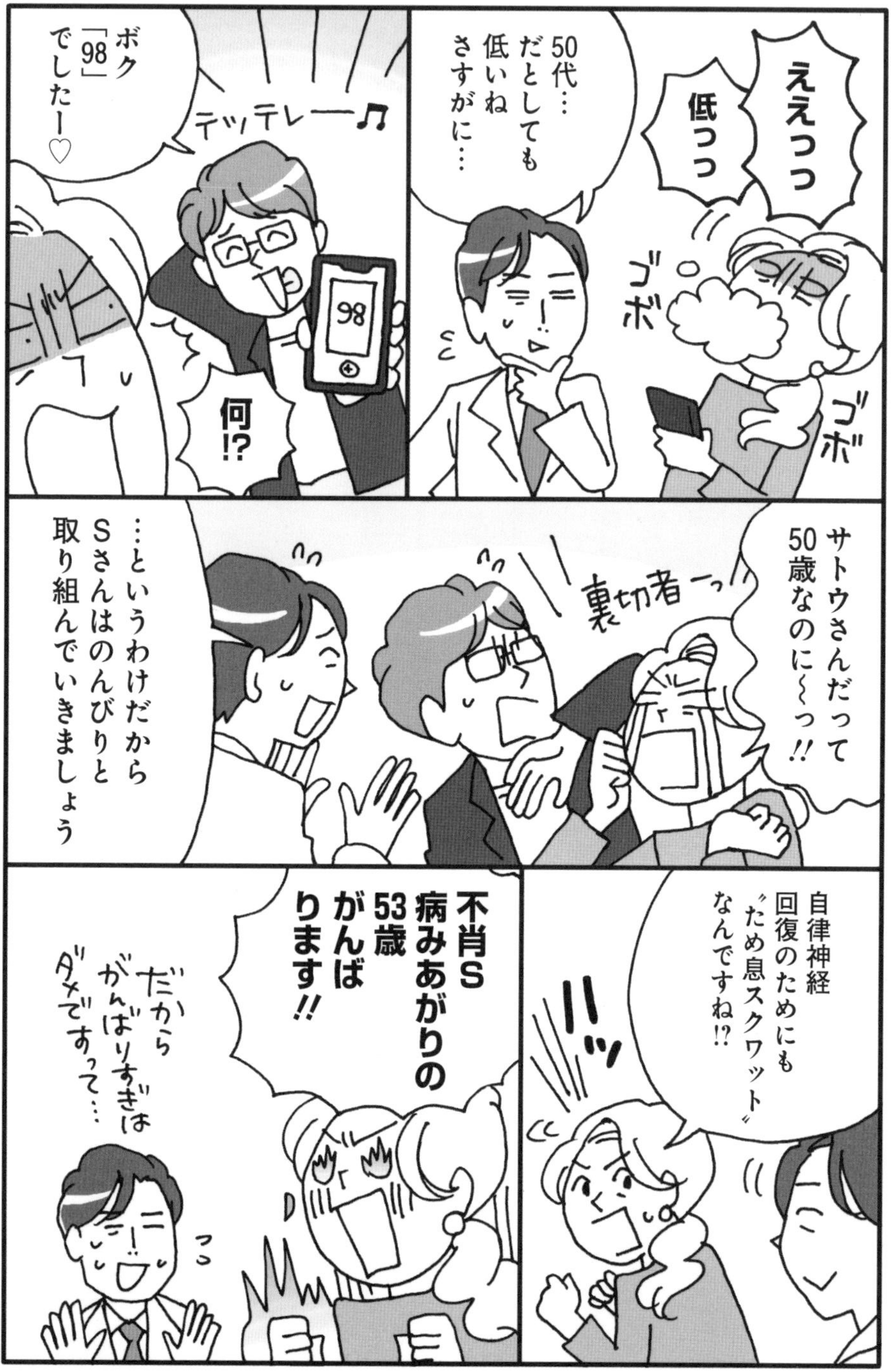

※自律神経測定アプリ「CARTE」の詳細は125Pに掲載されています。

第3章

ため息スクワットを習慣にするコツ＆プチテクニック集

運動は一括払いより
分割ローンでいきましょう

3回1セット×10で1日30回、5年間続ければ5万回に

スクワットもやり方によっては体に大きな負担がかかる運動ですが、私が推奨するため息スクワットは、**膝をあまり曲げず、深い呼吸をしながらゆっくりと1セットにつき3回だけおこなう**というもの。

このやり方であれば、体にほとんど負担がかからず、大腿四頭筋をはじめとする全身の様々な筋肉が効果的に鍛えられます。

そして、ため息スクワットは、**いつでもどこでも思い立ったらすぐにできる非常に手軽な運動**です。ですから、1日の間ですきまの時間を見つけたら、すかさず3回1セットをやるようにしてください。すると誰でもあっという間に1日10回

（セット）くらいはできることに気づくでしょう。

私の実感によると、ちょっとした**すきま時間＝スクワットチャンス**は、どんなに忙しい日でも1日10回程度はあるものです。

それが1年間継続すれば、30回×３６５日＝１０９５０回ものスクワットをこなしたことになるのです。

チリも積もれば1年1万スクワット。5年継続できれば5万スクワット。

これがやがて未来での大きな貯金となり、自分自身に大きな利益となって返ってくるのです。

こんなときでも、こんなとこでも、ため息スクワット

でも本当に1日に10セットもできるかなあ？　10セットって結構な数なのでは…と心配な方もいるでしょう。仕事や家事、趣味の活動、子供の世話、親の介護などで1日中追われまくり、休みなく動き回っていて、もちろんたまにはゴロゴロする時間も欲しいし、どこを探してもそんな空き時間などないと思われている方もいるかもしれません。

でも大丈夫。誰でも絶対にできます。

ため息スクワットは1セット（3回）終わらせるのに1分もかからないのですから。ためしにいま、この本をちょっと横において、ため息スクワットを3回1セットやってみてください。あまりに簡単であっという間に終わってびっくりしたので

はありませんか？　この程度の**すきま時間**は生活のいたるところに転がっています。それに、たとえすきま時間が見つからなくてもできるのが、〝**ながら**〟スクワットです。何か別のことをしながらやっても、効果が落ちるということはありません。

それでは、1日の生活の中で、どんな時間にどんなところでため息スクワットをすればいいのか、ちょっとシミュレーションしてみましょう。

すきま時間　はこんなとき

- □ **横断歩道の信号待ち**
- □ **待ち合わせの相手が来るまで**
- □ **レストランの席順待ち**
- □ **レジの順番待ち**
- □ **お湯が沸くまで**
- □ **魚や肉が焼けるまで**
- □ **目的の駅に着くまでの電車内**（吊革や手すりにつかまっておこないましょう）
- □ **エレベーター待ち**（できれば階段を使っていただきたいところですが）
- □ **エレベーターの中で**（右に同じ）

……などなど

ながら時間 はこんなとき

- □ **コーヒーをドリップしながら**
- □ **ネクタイを締めながら**
- □ **歯を磨きながら**
- □ **髪をセットしながら**
- □ **音楽やラジオを聴きながら**
- □ **テレビを観ながら**
- □ **簡単な料理をしながら**
- □ **掃除をしながら**
- □ **パックをしながら**
- □ **本を読みながら……などなど**

そしてもうひとつおすすめしたいのが、**日常生活のルーティーンの中に、ため息スクワットをうまく組み込む方法**です。ため息スクワットはいつでもどこでも簡単にできるというのが最大の長所ですが、あまりにも簡単すぎるので、ついついやるのを忘れることも多いという冗談のような欠点を持っています。そこで、「これをする前にスクワット」というふうに、ルーティーンの一環にしてしまえば、やり忘れを防げるのです。

ルーティーン組み込み　例

□朝イチ、ベッドサイドに立ち上がったとき
□トイレから出たらドアの前で
□新聞や郵便物を取りに行ったら郵便受けの前で
□ごはんを食べる前に
□靴を履いたら玄関を出る前に
□椅子に座る前に
□椅子から立ち上がったら
□家事や仕事がひとつ片付いたら
□メールを一本送ったら
□お茶やコーヒーを飲む前に　……などなど

どうでしょう？　すきま時間、ながら時間、ルーティーン組み込み、いずれもま

だまだ色々なパターンが考えられると思います。

私たちの1日の生活の中には、実はこんなにたくさんの**スクワットチャンス**が潜んでいたのです。チリも積もれば山となるという言葉を胸に、チャンスを逃さず

1日30回！

5年後には5万回のスクワットをこなしたあなたが笑顔で歩いているはずです。

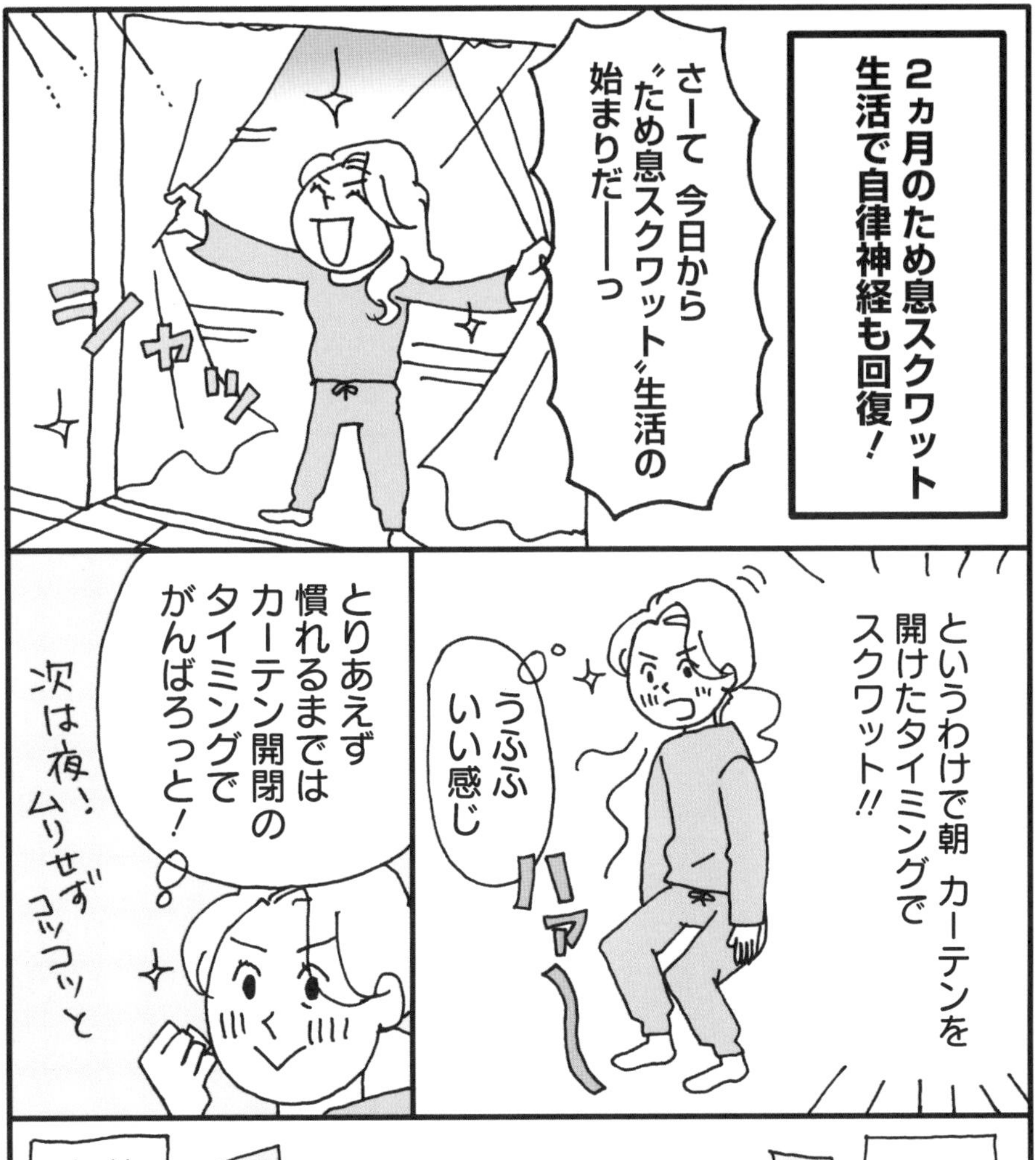
2ヵ月のため息スクワット生活で自律神経も回復！
さーて 今日から〝ため息スクワット〟生活の始まりだ——っ
シャッ
というわけで朝 カーテンを開けたタイミングでスクワット!!
うふふ いい感じ
ハァ〜
とりあえず慣れるまではカーテン開閉のタイミングでがんばろっと！
次は夜！ ムリせずコツコツと
そうして日中は普通に過ごしたS
仕事中
帰宅後
忙しい1日はあっという間に過ぎ…

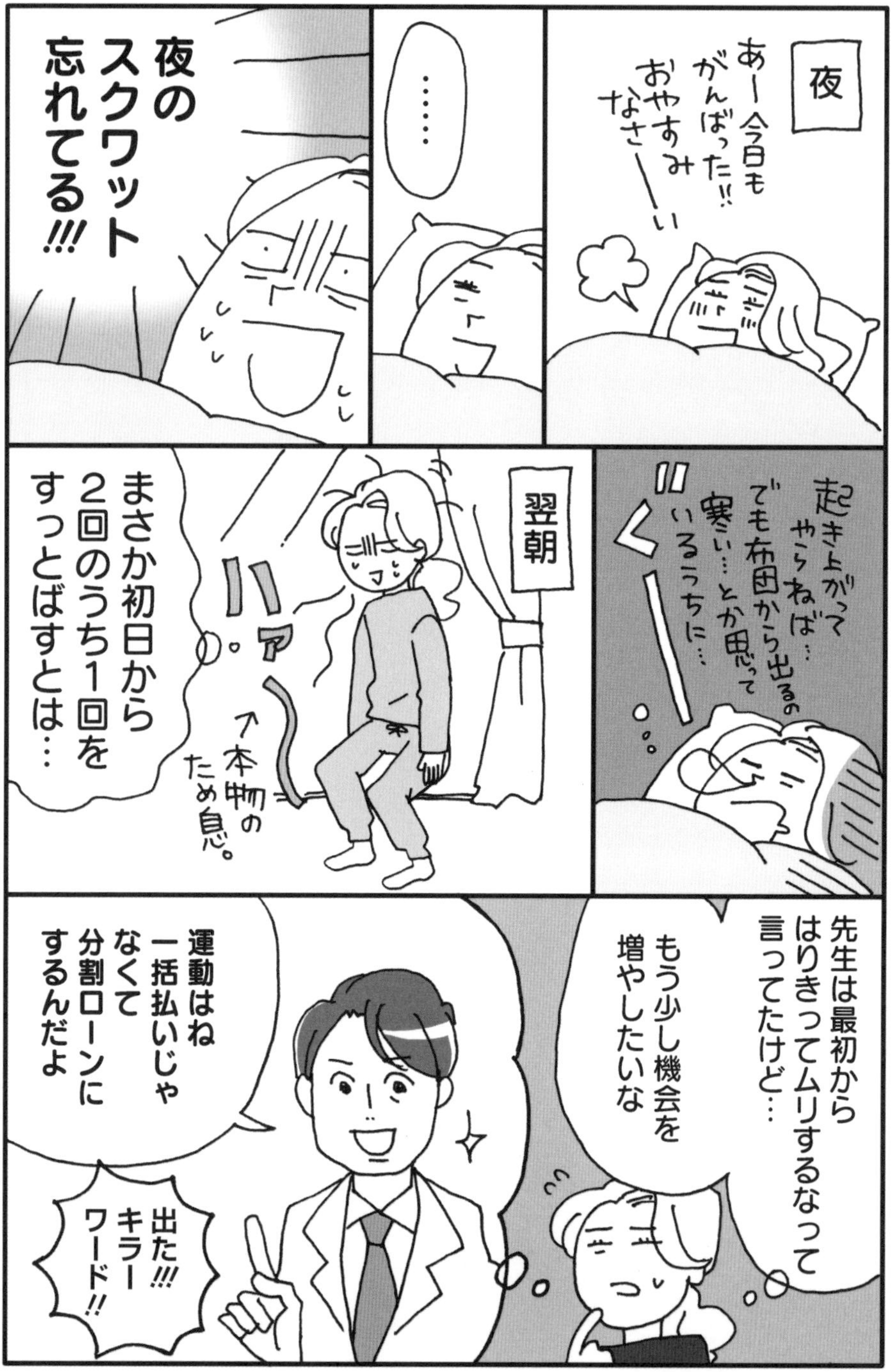
夜
あー今日もがんばった!!
おやすみなさーーーい
……
夜のスクワット忘れてる!!!
起き上がってやらねば…
でも布団から出るの寒い…とか思っているうちに…
ぐーーー
翌朝
ハァ
↑本物のため息。
まさか初日から2回のうち1回をすっとばすとは…
先生は最初からはりきってムリするなって言ってたけど…
もう少し機会を増やしたいな
運動はね一括払いじゃなくて分割ローンにするんだよ
出た!!!キラーワード!!

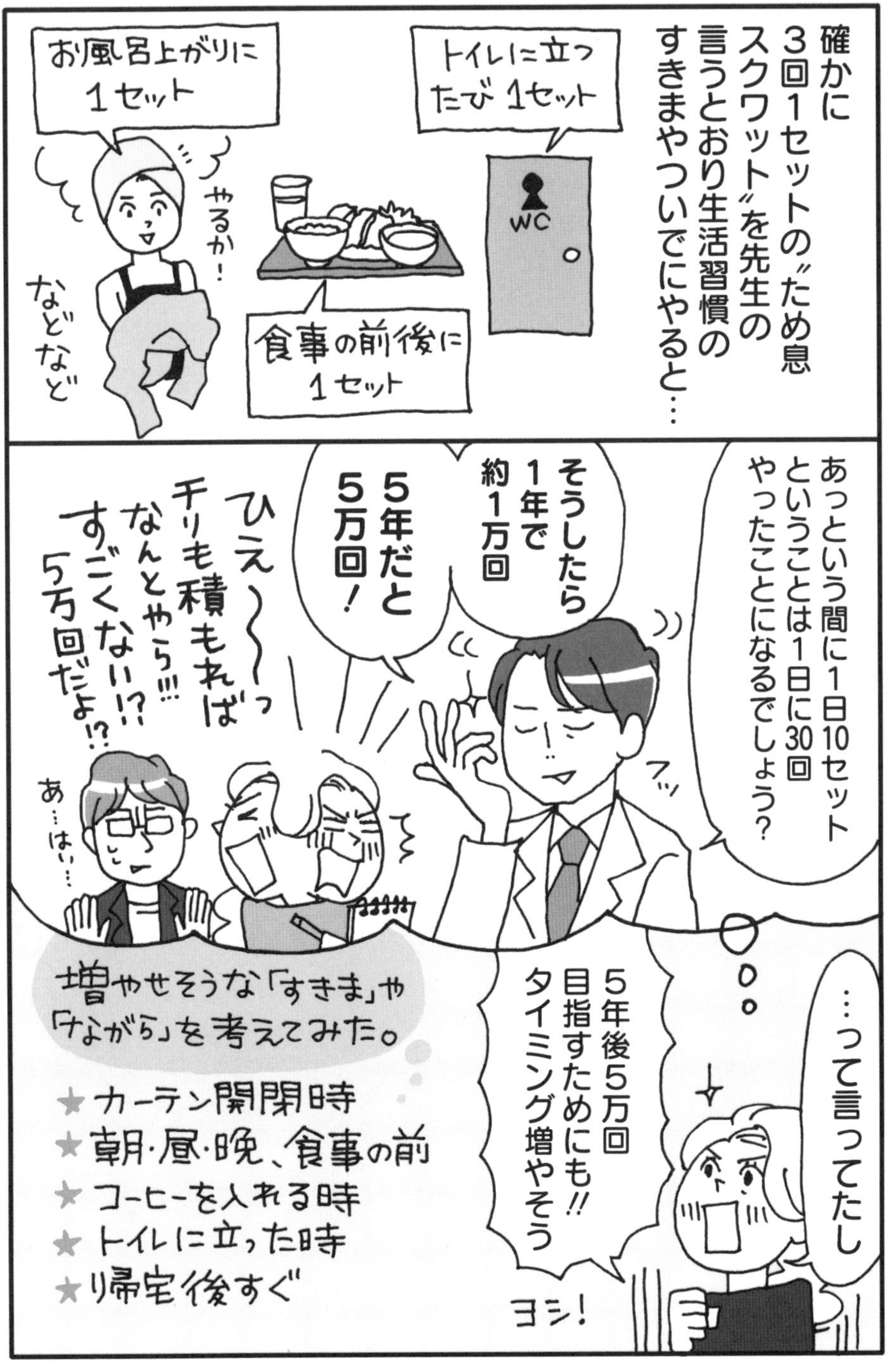
確かに
3回1セットの〝ため息スクワット〟を先生の言うとおり生活習慣のすきまやついでにやると…
トイレに立つたび 1セット
食事の前後に 1セット
お風呂上がりに 1セット
やるか！
などなど
あっという間に1日10セットということは1日に30回やったことになるでしょう？
そうしたら1年で約1万回
5年だと5万回！
フッ
ひえ〜〜っ
チリも積もればなんとやら!!!
すごくない!? 5万回だよ!?
あ…はい…
…って言ってたし
5年後5万回目指すためにも!! タイミング増やそう
ヨシ！
増やせそうな「すきま」や「ながら」を考えてみた。
★カーテン開閉時
★朝・昼・晩、食事の前
★コーヒーを入れる時
★トイレに立った時
★帰宅後すぐ

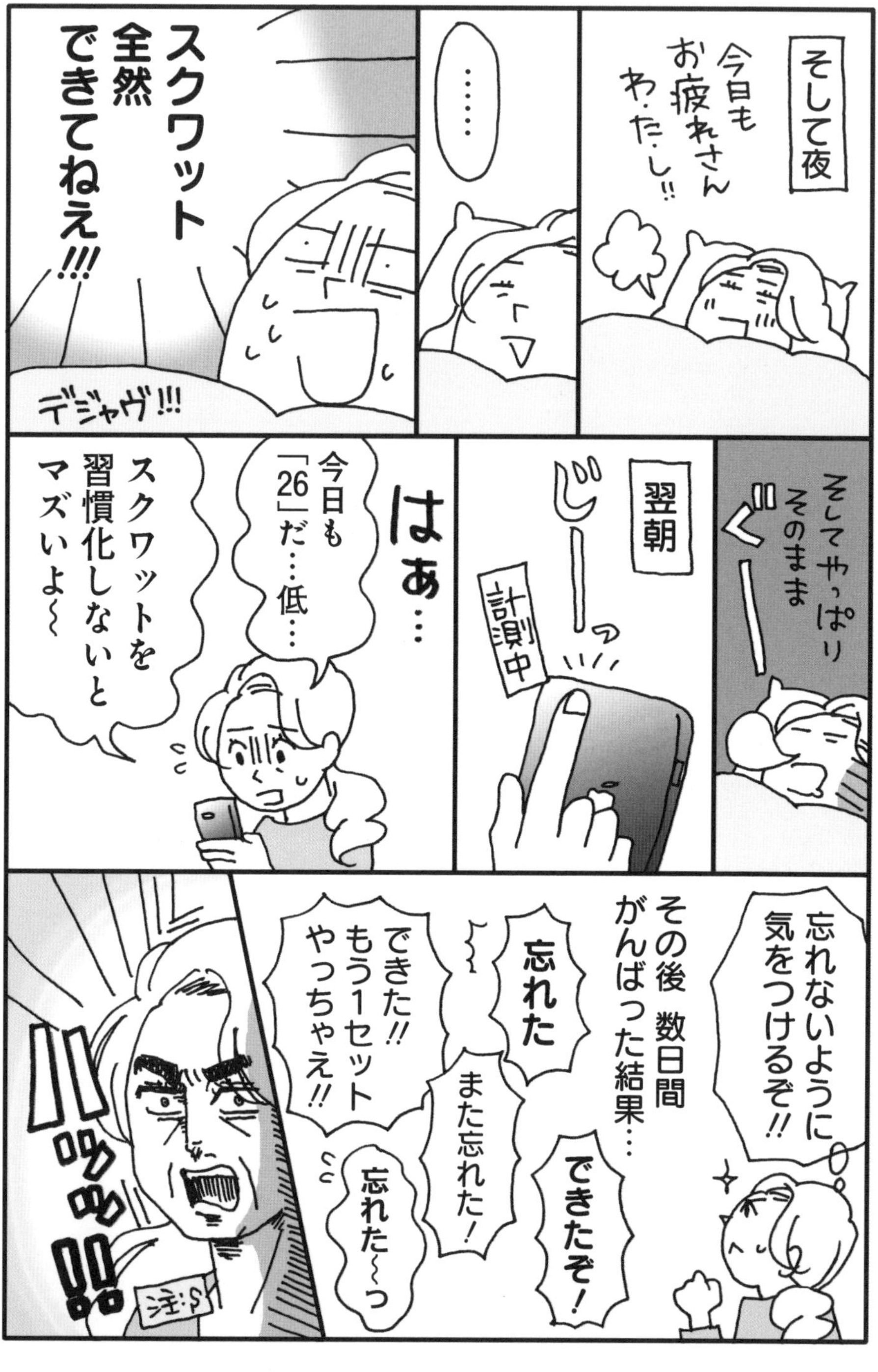
そして夜
今日もお疲れさんや・た・し!!
……
スクワット全然できてねえ!!!
デジャヴ!!!
そしてやっぱりそのまま
ぐーー
翌朝
じーーっ
計測中
はぁ…
今日も「26」だ…低…
スクワットを習慣化しないとマズいよ〜
忘れないように気をつけるぞ!!
その後 数日間がんばった結果…
できたぞ!
忘れた
また忘れた!
できた!!もう1セットやっちゃえ!!
忘れた〜っ
ハッ!!
注:S

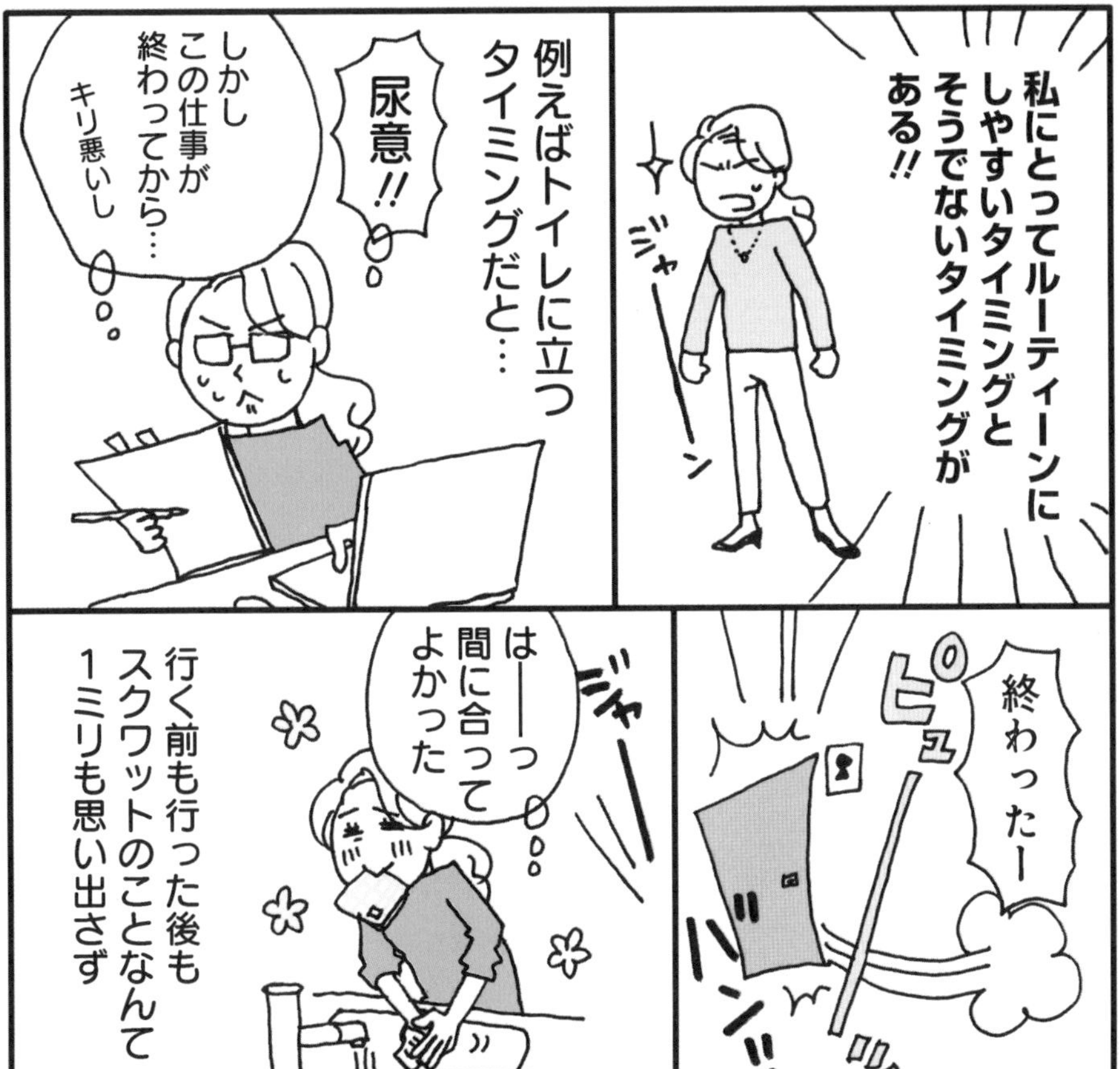
私にとってルーティーンに
しやすいタイミングと
そうでないタイミングが
ある!!
ジャーン
例えばトイレに立つ
タイミングだと…
尿意!!
しかし
この仕事が
終わってから…
キリ悪いし
終わったー
ピュ
バン!!
はーーっ
間に合って
よかった
ジャー
行く前も行った後も
スクワットのことなんて
1ミリも思い出さず
※よい子はマネしないでね!
帰宅後はとにかく
家事のバタバタで
寝るまで
スクワットのことを
思い出す
余裕なし
あれも
これも
じゃあ逆にどんな
タイミングで実践できて
いるかというと…
思いおこせば

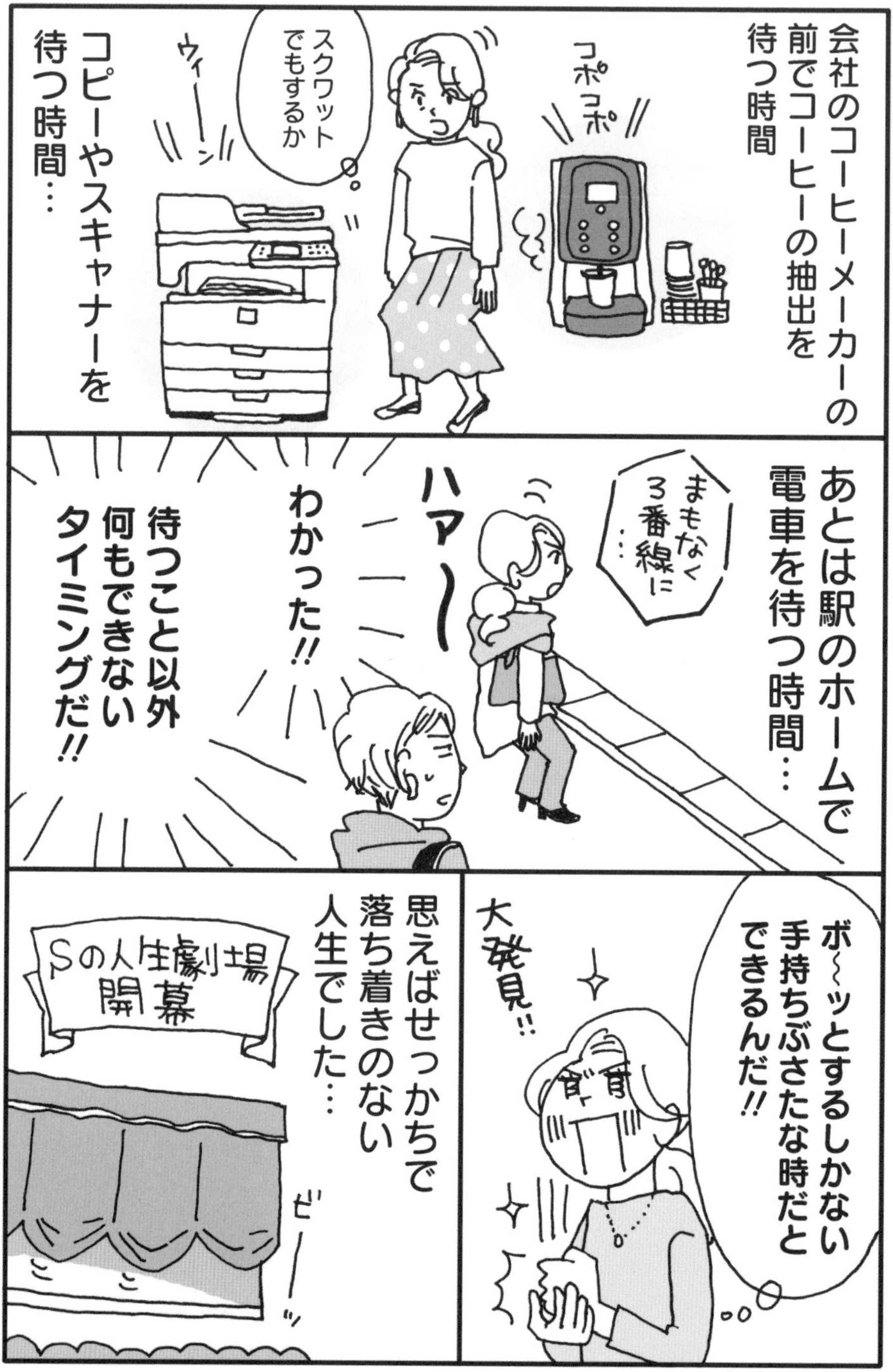

会社のコーヒーメーカーの前でコーヒーの抽出を待つ時間
コポコポ
スクワットでもするか
ウィーーン
コピーやスキャナーを待つ時間…
あとは駅のホームで電車を待つ時間…
まもなく3番線に…
ハアー
わかった!!
待つこと以外何もできないタイミングだ!!
ボ~ッとするしかない手持ちぶさたな時だとできるんだ!!
大発見!!
思えばせっかちで落ち着きのない人生でした…
Sの人生劇場 開幕
ビーーッ

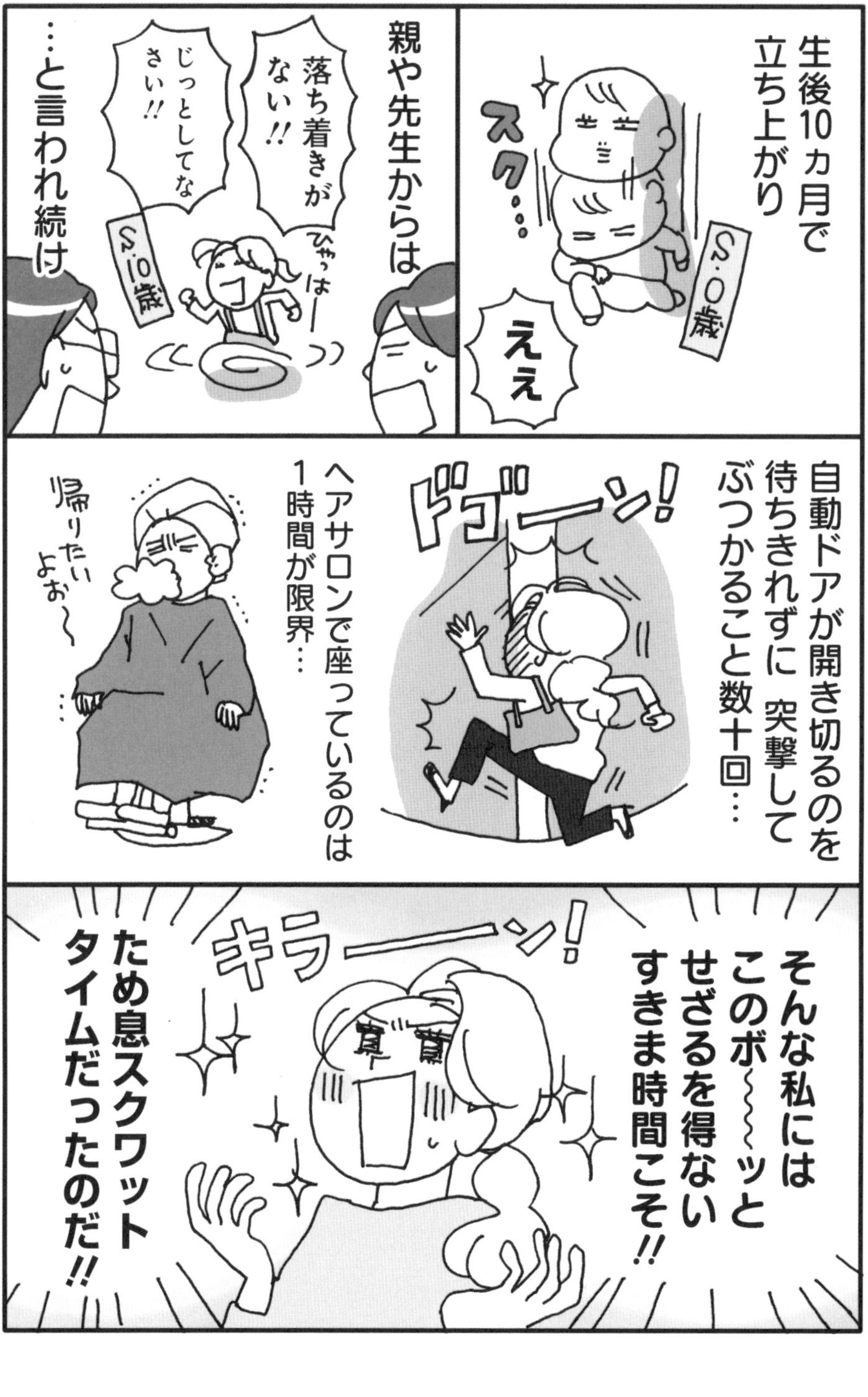
生後10ヵ月で
立ち上がり
スク…
S.0歳
ええ
親や先生からは
落ち着きがない!!
じっとしてなさい!!
ひゃっは—
S.10歳
…と言われ続け
自動ドアが開き切るのを
待ちきれずに 突撃して
ぶつかること数十回…
ドゴーーン!
ヘアサロンで座っているのは
1時間が限界…
帰りたいよお〜
そんな私には
このボ〜〜〜ッと
せざるを得ない
すきま時間こそ!!
キラーーーン!
ため息スクワット
タイムだったのだ!!

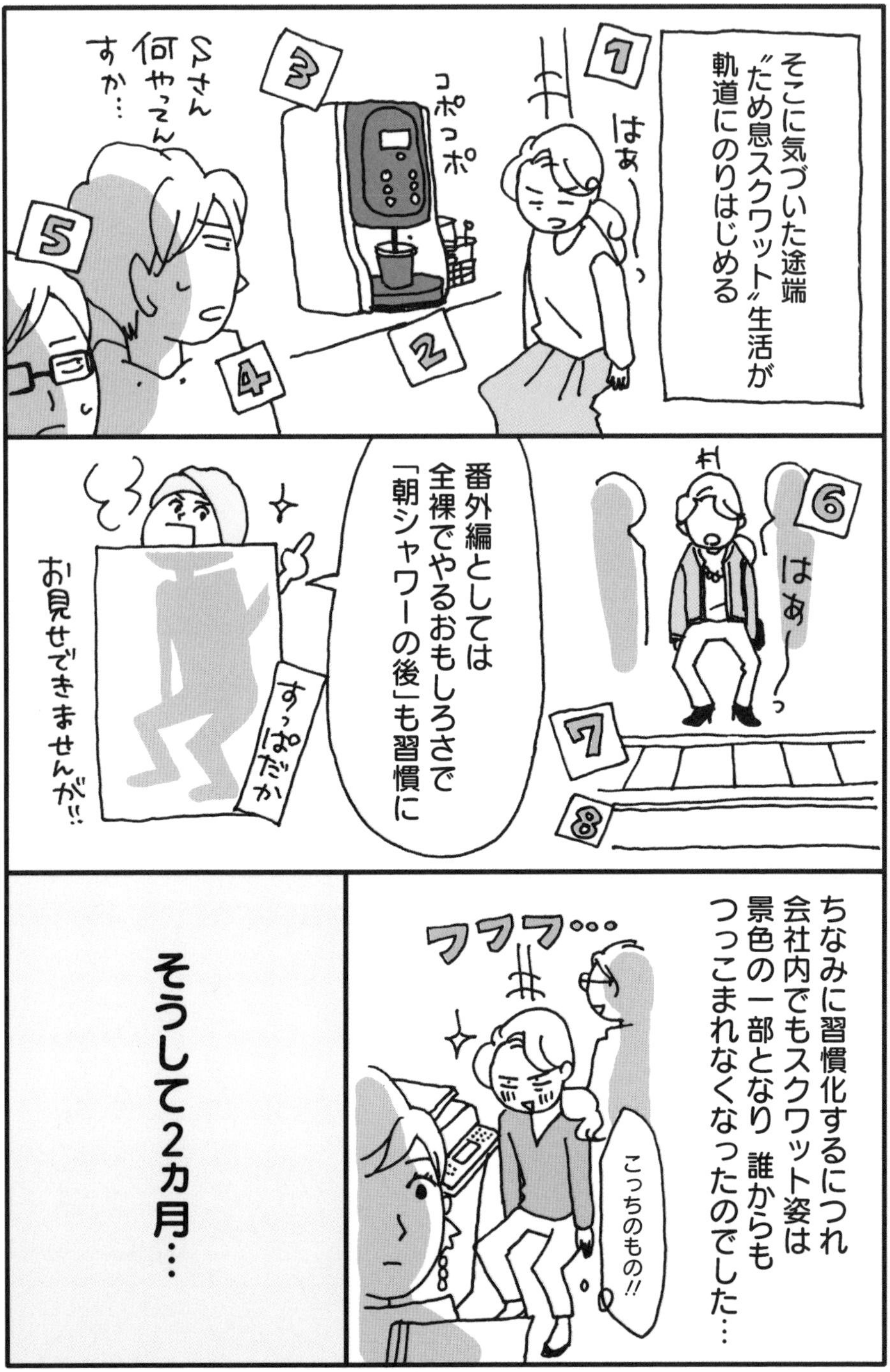
そこに気づいた途端
〝ため息スクワット〟生活が
軌道にのりはじめる
1
はぁ〜っ
2
コポコポ
3
4
Sさん
何やってんすか…
5
6
はぁ〜っ
7
8
番外編としては
全裸でやるおもしろさで
「朝シャワーの後」も習慣に
すっぱだか
お見せできませんが!!
ちなみに習慣化するにつれ
会社内でもスクワット姿は
景色の一部となり 誰からも
つっこまれなくなったのでした…
フフフ…
こっちのもの!!
そうして2カ月…

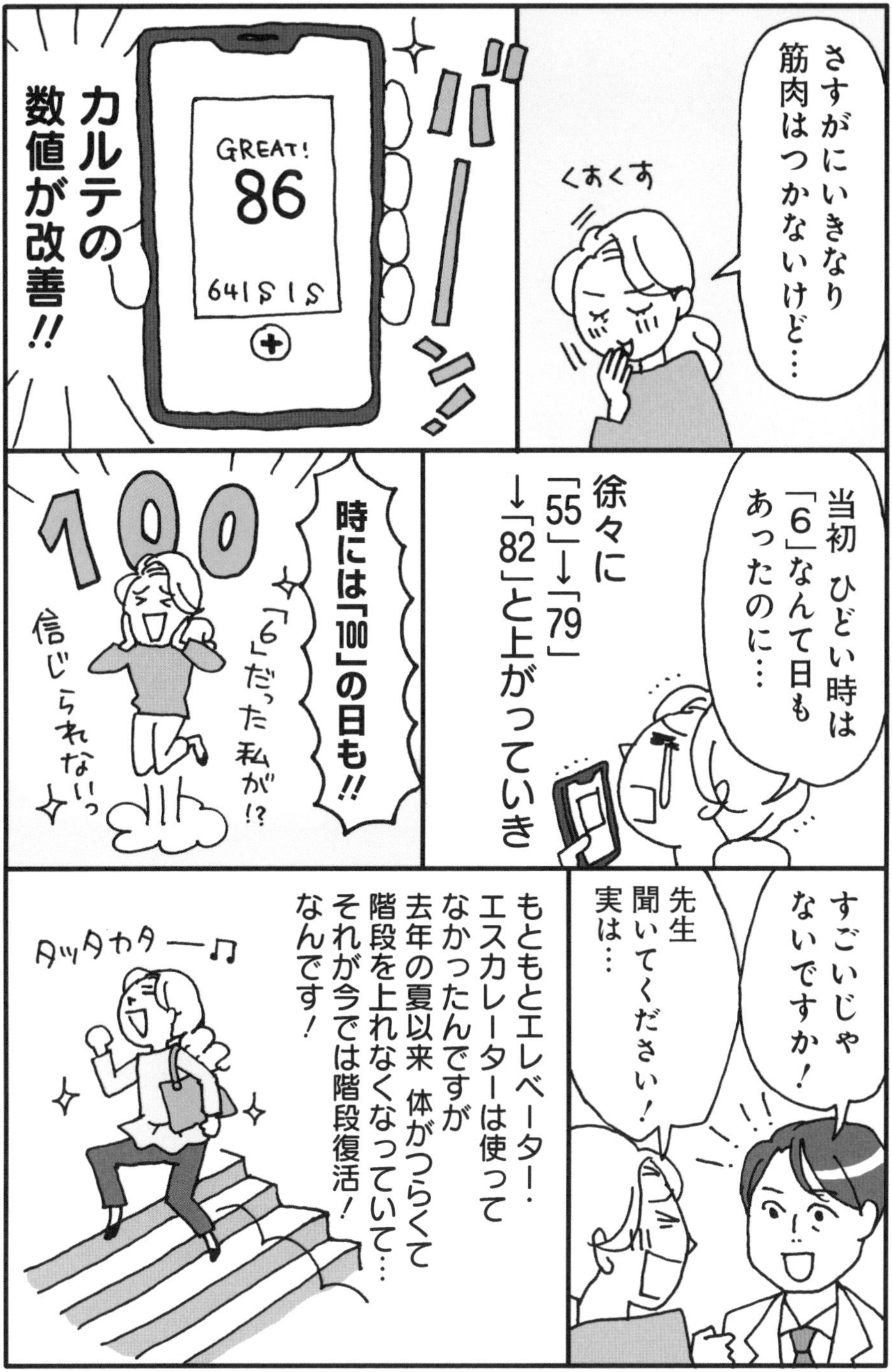
さすがにいきなり筋肉はつかないけど…
くおくす
GREAT!
86
バーン!!
カルテの数値が改善!!
当初 ひどい時は「6」なんて日もあったのに…
徐々に「55」→「79」→「82」と上がっていき
時には「100」の日も!!
「6」だった私が!?
100
信じられないっ
すごいじゃないですか!
先生聞いてください!実は…
もともとエレベーター・エスカレーターは使ってなかったんですが去年の夏以来 体がつらくて階段を上れなくなっていて…それが今では階段復活!なんです!
タッタカター♪

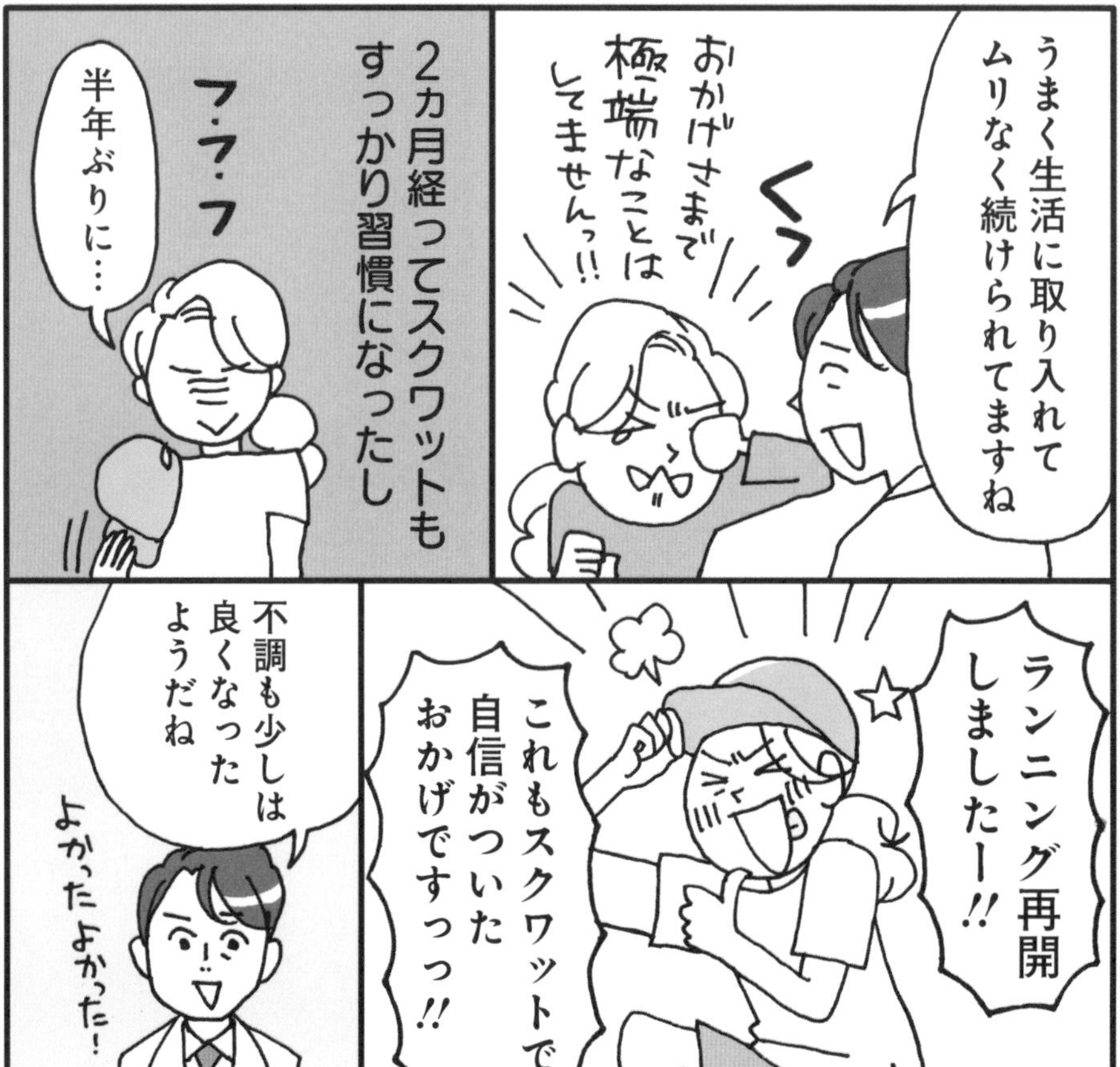

うまく生活に取り入れてムリなく続けられてますね
くっ
おかげさまで極端なことはしてませんっ!!
2カ月経ってスクワットもすっかり習慣になったし
フ・フ・フ
半年ぶりに…
ランニング再開しましたー!!
これもスクワットで自信がついたおかげですっっ!!
不調も少しは良くなったようだね
よかったよかった!
この調子だと5年後は5万回ならぬ…10万スクワットくらい いってるかもしれません〜!!
キャー
まあんまりはりきりすぎないようにね!
大事なのは自分のペースでやることですから!
そーゆーとこだぞ!

第4章

小林弘幸式・最強の健康習慣15

自律神経の名医が
自ら実践！

1

ちょこっと早起き、大事なのは心の余裕

自律神経は、夜間は副交感神経（ブレーキ）、昼間は交感神経（アクセル）が優位になるもので、朝は**副交感神経から交感神経へとバトンを受け渡す大事な時間**です。本来であればゆっくり時間をかけて交感神経優位に持っていきたいものですが、時間ギリギリに起きて慌ただしく準備をするようでは、交感神経を叩き起こす形になります。ここで生じた自律神経の乱れは、１日中あとを引くことも。朝はちょこっと早起きして、余裕を持って身支度を整えましょう。もちろん朝いちばんの**ため息スクワット**もぜひ。

2

朝イチの
スクワットのあとに
コップ1杯の
お水ゴクゴク

人の体は常に水を欲しています。人体の60%が水分でできているわけですから、これは当然のこと。私は毎日こまめに水を飲むようにしていて、**1日合計1~2リットル**は飲んでいます。水を飲むと腸が活発に動いてくれるので、気持ちいいお通じにもつながります。特に**欠かせないのは朝イチの水**。食べ物よりも先に水を、それも勢いよくゴクゴク飲むと、動きを止めていた胃腸が活動を開始します。朝イチのため息スクワット後には、一気にコップ1杯の水を。

3

座るより立つ、立つより動くで、5年後笑える

心と体に疲れを感じたら、あなたはどうしますか？　ソファに体をあずけてぐったり、ベッドに入ってゴロゴロ……そんな人が多いかもしれませんが、**心身がなんとなく疲れているとき、だらだら休むのはむしろNG**。疲労感は増し、慢性的なものに変化してしまいます。それより疲れたら立つ、立ったらため息スクワット、余裕があればウォーキング、と体を動かしてみてください。**疲れたら動く**、意外かもしれませんが効果は絶大です。これが習慣になれば、5年後には素敵な見返りとなって戻ってくるはずです。

4

あれ？なんか変？ と思ったら、呼吸で副交感神経を高めよう

誰でも歳を重ねると、自律神経のバランスが崩れやすくなります。それは、交感神経は加齢の影響を受けないのに対し、**副交感神経は年齢とともにレベルが低下してしまう**から。相対的にみて交感神経が優位になり、血流が悪くなって心はイライラしがちになるのです。我々の研究では、男性は30歳・女性は40歳以降からこの傾向が強くなりますので、あれ？　なんか調子悪い、イライラすると思ったらまず副交感神経を高めるように心がけましょう。**そのスイッチこそ、ため息のような深い呼吸**なのです。

5

1杯のコーヒーが血流をアップしてくれる

コーヒーは眠気覚ましに飲むものと思っている方も多いでしょう。カフェインは確かにそうした効果が強いので、就寝前に飲むのは避けたほうがいいと思います。でも昼間の1～2杯のコーヒーは中枢神経を刺激し、セロトニンやドーパミン、ノルアドレナリンなどの神経伝達物質を増やす効果があります。その結果、ストレス解消につながるとともに血流が促進され、夜の眠りの質が向上します。飲み過ぎは禁物ですが、適量のコーヒーはおすすめなのです。

⑥

いざという時ほどゆっくり動く、を念頭に

心配事があるとき、ミスをしてしまったとき、ここ一番の大勝負を前にしたとき、心がキュッとなって無闇にバタバタと動いてはいませんか？　すると不安はさらに大きくなり、とても平常心ではいられなくなります。焦ってジタバタすると交感神経ばかりが高ぶり、自律神経のバランスが大きく崩れるからです。そんなときは深い呼吸をし、あえてゆっくり動くこと。自ずと自律神経のバランスが整い、落ち着いてトラブルや課題に対処できるはずです。

7

運動は、急がない、曲げ過ぎない、息を止めない

本書を読んでくださっている方にはもう十分ご理解いただいていると思いますが、私が推奨する運動の極意は、**急がないこと、曲げ過ぎないこと、息を止めないこと**。息切れするような無酸素運動は自律神経のバランスを崩します。速く大きく筋肉や関節を動かす運動はケガの原因になります。そして何より、ハードな運動は継続するのが困難です。最後まで笑って歩くためには運動は非常に大切なものですが、**焦らない心はもっと大切**なものなのかもしれません。

8

若々しさを阻害するのは糖と酸だと覚えておいて

切ったリンゴはしばらく経つと、断面が茶色に変わります。このとき起こっているのは**「酸化」**。物質と酸素が結びついて起こる作用で、金属でいうサビです。私たちの体も加齢とともに酸化が進みます。また、糖質の多い不摂生な食事をしていると体の**「糖化」**も進みます。**酸と糖は老化の原因物質。対抗するためには抗酸化成分を含む食品と食物繊維をたっぷり摂ること。**若々しさを保つのに重要なのは、**適切な運動と食事、ふたつのセット**なのです。

9

発酵食品は量より種類が肝心。定番プラス2が理想

味噌、醤油、ぬか漬け、キムチ、納豆、チーズ、ヨーグルトなどの発酵食品は、腸内環境を整える力を持っています。**発酵食品はなるべくたくさん食べたほうがいいのですが、量よりも種類を増やすことがポイント**。腸内細菌の状態は、人それぞれだからです。まず、食べると体調が良くなる自分に合うものを確実に摂り、さらに腸内環境の多様性を高めていきましょう。自分にとっての定番発酵食品に加え、他に2種類くらいを食べるよう心がけてみてください。

10

血流が上がれば代謝は上がる、口角が上がれば健康も上がる

末梢血管の血流測定機で計測すると、意識的に口角を上げるだけで全身の血流が良くなることが見てとれます。笑うと副交感神経が高まって自律神経のバランスが整い、血管がリズミカルに脈打つからです。血液がスムーズに流れると体中に酸素と栄養が行き渡り、免疫力はアップするし、認知症は抑制できるし、といいことだらけ。笑う門《かど》には福来《きた》ると言いますが、笑顔が健康を促進する人体のメカニズムは、素晴らしいものだと思います。

11

階段は上りより下りを重視せよ

階段は、日常生活の中に転がっている絶好の運動チャンス。なるべくエレベーターやエスカレーターは使わず、階段を上り下りしてください。そしてより**重要なのは、上ることではなく下ること**。下り階段は上りより重力がかかるので、体重を支えようと筋肉だけではなく骨にまでグッとストレスがかかります。下り階段で筋肉と骨を同時に鍛えれば、**筋力はアップ、血流は促進、自律神経は整い、さらに骨が丈夫になる**のです。

12

50を過ぎたら何よりつまずきに注意せよ

誰でも歳をとると筋肉量が落ちますが、特に衰えやすいのは太もも＝大腿四頭筋。**大腿四頭筋の量が減ると、歩いていても足があまり上がらなくなります。**50歳を過ぎたころから、路上のちょっとした段差でつまずきやすくなるのはそのためです。たかがつまずきなんて、と侮ってはいけません。高齢になると骨も弱くなるので、**つまずいて骨折し、そのまま寝たきりになるケースも多い**のです。だからこそ、**ため息スクワットで太ももの筋肉をつけて**予防することです。

13

お風呂で
リラックスしながら
バススクワット、
バスストレッチ

お風呂はため息スクワットとストレッチをおこなう絶好の機会。シャワーを浴びながらでも体を洗いながらでもいいので、まずは３回１セットのため息スクワットをルーティーンにしてしまいましょう。**湯船に浸かったらストレッチタイム**です。深い呼吸をしながら、体の側面、肩甲骨まわり、首筋、肩、腰、脚、足首、お腹（腸）などを伸ばしたりひねったり揉みほぐしたり……**温かいお湯の中は血流促進効果も高く、自律神経が整う**こと請け合いです。

14

人生に折り返し地点なんてない、あるのは笑ってゴールだけ

私は50歳を過ぎたころに残りの人生を逆算し、もう先は見えたと思ってあらゆることが億劫になりました。しかしあるケガをきっかけにそんな境地を乗り越え、現在は日々を楽しく元気に過ごしています。平均寿命と自分の年齢を照らし合わせ、人生の折り返し地点は過ぎたと憂鬱になってしまう人も多いと思いますが、そんなのは無意味です。意味があるのは、**残された日々をいかに楽しく有意義に過ごすか**ということ。ゴールはどこにあろうと、**元気に笑って自分の足でテープを切るのみ**です。

15

忘れちゃいけない。いちばん若いのは「今日」です

私がため息スクワットをすすめても、**「もう歳だから」**と取りあってくれない人がいます。そういう人はある重大な事実に気づいていないのかもしれません。確かに過去を振り返れば、今日の自分はいちばん歳をとっています。でも**未来に目を向ければ、今日の自分がいちばん若い**のだということです。そこを認識せずにただ歳を重ねていくなんてもったいないと思いませんか？　**いちばん若い「今日」の自分を大切に**、できればその自分を維持していく。いや、頑張りしだいでは若返りだって夢じゃありません。山にたとえれば人生の最終目標は頂上、つまり天国の入り口です。そこに到達するまでは常に新しい道を切り開き、元気に登り続けていたいものです。

小林弘幸（こばやし・ひろゆき）

1960年埼玉県生まれ。順天堂大学医学部教授。日本スポーツ協会公認スポーツドクター。87年順天堂大学医学部卒業。92年同大学大学院医学研究科修了。自律神経研究の第一人者として、プロスポーツ選手のコンディショニング指導にも関わる。〝腸のスペシャリスト〟でもあり、順天堂医院に日本初の便秘外来を開設した。様々な形で健康な心と体の作り方を提案。『世界一受けたい授業』『中居正広の金曜日のスマイルたちへ』などメディア出演、講演活動も盛んにおこなう中、『死ぬまで歩くにはスクワットだけすればいい』『医者が考案した「長生きみそ汁」』など、ベストセラー著書多数。

スマホで自律神経が測れるアプリ「CARTE《カルテ》」

漫画（89P）にも出てきた、小林先生が監修した自律神経を自分で簡単に測れるスマートフォン用アプリ「CARTE」。スマホのカメラのレンズ部分に人差し指を1分間当てるだけで、自律神経活動量とバランス、心拍数を計測・スコア化し、そのときの体の調子がわかる。結果に合わせて、おすすめのアドバイスが出たり、体重値を記録しておくこともできるのもうれしい機能。

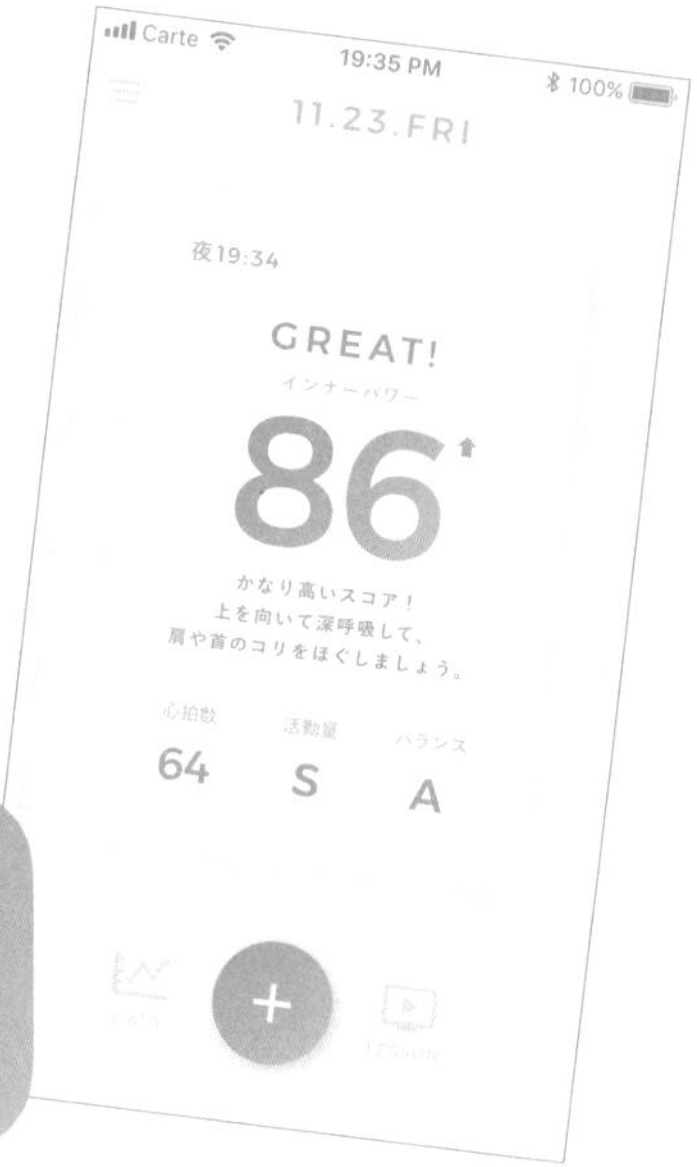

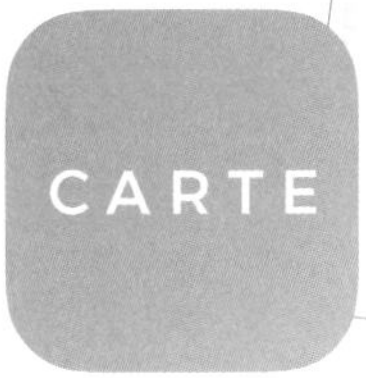

「CARTE by Cyberagent - 自律神経をスマホで測れる!」

おわりに

この世には、いまの自分に満足している人など、誰一人いないのかもしれません。日々、何かの迷いや不安があって、自分がこれまで歩んできた道のりを振り返り、「ああすれば良かったのかな、いや、こうすれば良かったのかも」と悔やむのが、普通の人間です。

年齢を重ねるほどそうした悩みは強くなり、50代も半ばを過ぎたあたり、定年までのカウントダウンが始まると一気に落ち込んでしまう人が多いようです。

子育ても一段落し、子供が独立するころでもあるでしょう。家を切り盛りしてきた主婦の方も、本当であればほっと一息つける年齢です。

ところが、安定した職について真面目に働いてきた人、良き母・良き父、良き妻・良き夫として家をしっかり守ってきた人ほど、反動なのかもしれませんが、ある年代になるとガクッときてしまうようなのです。

定年や子供の独立、あるいは両親を天国に送り出したことで、1つのゴール、あるいは折り返し地点にたどりついたと思ってしまうからかもしれません。すると、自分の次の目標が「死」になってしまうのです。我が肉体の衰えをひしひしと感じるようになり、自ずと死を意識するようになり、何でこんなことになってしまったのかとクヨクヨ悩みだすというわけです。

でも、いま一度言います。今日の自分がいちばん若いのです。悩みをすべて断ち切れる人間はいないかもしれませんが、できるだけ心を軽くし、最後の日まで笑ってゴールテープを切れるように、気持ちを切り替えるしかありません。

そのためには何が必要か。

それは体を動かすことです。

動いていないと人間はダメになります。

私は悩み、落ち込んだ時期からケガを経て意識を変え、スクワットという素晴らしい運動を発見しました。最初からスクワットありきだったわけではありません。人間は動いていないとダメになる、でも激しい運動は続かない、簡単にできて継続できる運動は何か……と考え抜いて見つけだした方法が、たまたまスクワットだったのです。

動いてさえいれば、人間は元気でいられます。これから何年後かに振り返ったとき、あの日スクワットを始めておいて本当に良かったと思ってもらえるはずです。

拍子抜けするほど簡単なスクワットは、「たかがスクワット」と思われるかもしれません。でも、未来のあなたは「されどスクワットだった」と思っているはずです。

いまよりもっと健康的で素晴らしい日々を送るため、豊かで楽しい老後を築くため、最後の日まで笑って自分の足で歩くため、そして人生の迷いや不安を少しでも軽くするために。

今日から、ため息スクワットを。

２０２０年３月
小林弘幸

最後《さいご》の日《ひ》まで笑《わら》って歩《ある》ける　ため息《いき》スクワット

2020年3月31日　第1刷発行

著　者　小林弘幸《こばやしひろゆき》
発行者　茨木政彦
発行所　株式会社　集英社
〒101-8050　東京都千代田区一ツ橋2-5-10
電話　編集部　03-3230-6143
読者係　03-3230-6080
販売部　03-3230-6393（書店専用）
印刷所　大日本印刷株式会社
製本所　ナショナル製本協同組合

定価はカバーに表示してあります。

ISBN978-4-08-788036-6 C0095